健康保险系列丛书

健康保险
与医疗体制改革

主 编　杨燕绥　廖藏宜

U0200607

中国财经出版传媒集团

中国财政经济出版社

图书在版编目（CIP）数据

健康保险与医疗体制改革/杨燕绥，廖藏宜主编．—北京：中国财政经济出版社，2018.4

（健康保险系列丛书）

ISBN 978 - 7 - 5095 - 8139 - 1

Ⅰ．①健…　Ⅱ．①杨…②廖…　Ⅲ．①医疗保健制度 - 体制改革 - 研究 - 中国②健康保险 - 研究　Ⅳ．①R197.1②F840.625

中国版本图书馆 CIP 数据核字（2018）第 050700 号

责任编辑：贾延平　　　　　　　责任校对：胡永立
封面设计：李运平

中国财政经济出版社 出版

URL：http：//www.cfeph.cn

E - mail：cfeph @ cfeph.cn

（版权所有　翻印必究）

社址：北京市海淀区阜成路甲 28 号　邮政编码：100142

营销中心电话：010 - 88191537　北京财经书店电话：64033436　84041336

中煤（北京）印务有限公司印刷　各地新华书店经销

787×1092 毫米　16 开　12.75 印张　244 000 字

2018 年 4 月第 1 版　2018 年 4 月北京第 1 次印刷

定价：39.00 元

ISBN 978 - 7 - 5095 - 8139 - 1

（图书出现印装问题，本社负责调换）

本社质量投诉电话：010 - 88190744

打击盗版举报热线：010 - 88191661　QQ：2242791300

总　序

　　健康是人类永恒的追求，是人民幸福的起点，党中央、国务院高度重视人民健康事业。习近平总书记在党的十九大报告中指出："人民健康是民族昌盛和国家富强的重要标志。"没有全民健康，就没有完美意义上的全面小康。发达国家的成功经验表明，没有成熟的健康保险，全民的健康权就难以得到根本保障。

　　目前，健康保险在中国的实践与发展中尚处于重要的探索阶段，理论体系的构建和指引尤为迫切和重要。编著《健康保险系列丛书》的初衷就是要梳理近年来我国专家学者的理论探索，系统总结行业的实践经验，提炼健康保险的经营规律，从立足本土实际、借鉴国际经验、揭示运营规律、展望发展趋势等维度，努力构建健康保险行业的知识理论体系框架，更好地为我国健康保险业的有序发展提供坚实的理论支持。这套丛书可谓是皇皇巨著，由中国人民健康保险股份有限公司组织编著，凝聚了来自保险、财政税收、公共管理、社会保障、医疗卫生等领域近40位知名专家学者的心血与智慧。

　　改革开放以来，特别是近十余年来，健康保险业发展迅猛，众多跨领域的专家学者进行了一系列理论研究，流派纷呈，有力地推动了行业的快速发展。但应该看到，这些研究还不成体系，还相对分散，研究的广度和深度与当前行业发展的实际需求还不相适应。历史证明，科学系统的理论指引是保险事业健康发展的根本保证。从保险业的实践来看，什么时候有正确的保险理论指导，什么时候保险业发展的形势就比较好，对经济社会发展的贡献就比较大。

　　当前，我国特色社会主义已进入新时代，社会主要矛盾已经转化为人民日益增长的美好生活需要和不平衡不充分的发展之间的矛盾。人民群众对美好生活的需要呈现多样化、多层次、多方面的特点，其中，健康服务正在成为人民过上美好生活的一个基本要求。习近平总书记在党的十九大报告中指出："要完善国民健康政策，为人民群众提供全方位全周期健康服务。"按照党的十九大报告新的部署，完善国民健康政策，将促进健康与经济社会建设相互协调，促进"人口红利"转向"健康红利"，全社会对健康投资和消费需求将日趋旺盛，消费结构升级将为健康服务创造广阔的发展空间，包括商业健康保险在内的健康产业进入了重要战略机遇期。专业健康保险公司要在把握重大战略机遇中实现持续快速协调发展，完成"服务国家治理体系和治理能力现代化"这一历史角色的转变，不仅需要从国内外行业自身发展实践的优势与不足中总结经验教训，更需要探究并构建科学、系统的理论体系来指引改革发展的进程。

近几年，商业健康保险发展势头强劲，专业健康保险公司在多层次医疗保障体系建设中发挥了积极的市场机制优势，在满足人民群众日益增长的健康保障需求中的作用也日渐凸显。特别是近些年，健康保险人只争朝夕，真抓实干，成绩卓著。然而在有速度、有效度发展的同时，尚未及时把积累的发展经验总结出来，更没有形成相对完善的以学术研究为先导的理论体系构建。未来，随着新医改的加速推进，商业健康保险的服务链条将逐渐延伸到社会保障、医疗卫生、保健养生等多个领域，跨行业特性使风险控制更加复杂，经营管理难度更大，市场竞争更趋激烈。如果拥有了原创性的理论研究成果，就可以获取行业的理论话语主导权，就能引领未来发展的战略制高点，就能及时应对行业中出现的新变化和新挑战，就能在激烈的市场竞争中获取其他企业难以比拟的发展优势。

习近平总书记在党的十九大报告中强调："创新是引领发展的第一动力，是建设现代化经济体系的战略支撑。"企业应该成为创新的主体，而推动创新的根本力量是人才。专业健康保险公司的快速发展，关键是要建设一支规模宏大、结构合理、素质优良的创新人才队伍，要培养一大批熟悉市场运作、具备研究能力的专业技术人才。理论知识体系的研究和构建就可以培养和集结这样一批专门人才，使他们成为健康保险事业发展中的中坚力量。

《健康保险系列丛书》就是在这样的时代与文化需求的大背景下应运而生的。全套丛书分为理论基石类、实践操作类、探索提升类三类共计十六册。其中，理论基石类五册，意在建立统一规范的工作语言环境，普及专业基础知识，分别有：《健康保险学》（西南财经大学卓志教授主编）、

《健康保险医学基础》（东南大学张晓教授主编）、《健康保险辞典》（中央财经大学郝演苏教授主编）、《健康保险与健康管理》（辛丹博士主编）、《健康保险制度与规制》（对外经济贸易大学王国军教授主编）。

实践操作类八册，重在梳理总结相对成熟的经验规律，解决目前实践中的困惑，为行业提供现实借鉴和趋势分析，分别有：《健康保险公司风险管理》和《健康保险经营管理》（对外经济贸易大学王稳教授主编）、《健康保险营销管理》（西南财经大学卓志教授主编）、《健康保险产品创新》（北京工商大学王绪瑾教授主编）、《健康保险精算》（中央财经大学李晓林教授主编）、《健康保险财务管理》（中央财经大学马海涛教授主编）、《健康保险信息技术与管理》（北京邮电大学王欢教授主编）、《健康保险客户服务》（北京大学孙祁祥教授主编）。

探索提升类三册，旨在探索未来健康保险业发展之道，分别有：《健康保险与医疗体制改革》（清华大学杨燕绥教授主编）、《健康保险与大数据应用》（北京航空航天大学赵尚梅教授主编）、《护理保险在中国的探索》（南开大学朱铭来教授主编）。

为确保丛书编著的专业性和权威性，这些专家学者搜集整理了大量资料，梳理研究了国内外最新的理论知识和实践经验，进行了多次学术研讨，反复斟酌、精益求精，在编著工作中倾注了大量心力。我们希望本丛书能为健康保险行业的从业人员、健康保险相关专业领域的研究人员提供实际操作的范本和理论参考，为健康中国战略和国家多层次医疗保障体系建设提供必要的理论建构、学术前瞻与路径导向。

前　　言

　　医疗体制涉及基于一定价值取向的资源配置和治理机制问题，由此决定医疗服务供给体系合理与否的状况。以居民健康为中心的卫生资源配置结果呈正三角形特征，居民在 15 分钟内可以见到家庭医生或者社区医生，当地治疗大病、疑难重症需要远程医疗和异地就医。以医院为中心的卫生资源配置结果则呈现倒三角形状态，居民因缺乏信任的首诊医生，看普通门诊也会选择大医院，由此产生大医院"门庭若市"和社区医院"门可罗雀"的非正常现象，这不仅加大了居民的看病难度与诊疗负担，而且导致医患关系越来越紧张。所以，推进我国医疗体制改革要树立以居民健康为中心的价值观，改变当前医疗服务体系倒三角的医疗资源状态，最终实现基本医疗服务的可及性、安全性和可支付性。

　　就基本医疗服务的可支付性而言，需要建立和健全第三方支付制度。在中国，第三方依次包括社会医疗保险、财政医疗救助、商业健康保险和社会捐助，四者之间有分工亦有合作。商业健康保险的核心业务是医疗保险，理应对接社会医疗保险，提高居民医疗费用的分担力度。然而，中国商业健康保险发展的广度和深度均不够充分，商业健康保险行业甚至呈亏损状态。伴随人口老龄化和大健康经济的发展，改革医疗体制势在必行，我国可以依托互联网和人工智能，打造基层医疗服务体系扁平到家、疑难重症立体到位的运行机制，医疗保险智能审核、定价机制和支付方式改革等实践，都是商业健康保险改革与发展的大好时机。具体而言，在体制上，要理顺商业健康保险与社会医疗保险的分工与协作关系；在机制上，要建立商业健康保险与社会医疗保险的合作与互补关系；在老年康复护理方面，建立社会医疗保险、商业健康保险合作的合格计划，同时要适应国民不断增长的健康管理需求，大力发展健康管理服务产业，实现商业健康保险从产品型向健康管理计划型延伸的综合发展战略。

　　本书是清华大学医疗服务治理研究中心的集体之作，刘方涛博士后、陈诚诚博士后、刘跃华博士后、丁勇博士生等参与了本书的编写。如能获得读者赐教，助我们团队成长，则不胜荣幸。

杨燕绥

2018 年 1 月于清华大学

目 录 ..

第一章 ••

医疗与保险的基本原理

本章从人口老龄化现象和银色经济概念切入，综述健康管理与医疗服务、医疗保障与医疗保险、社会医疗保险与商业健康保险的基本概念，为初学者搭建知识结构，为研究医疗体制改革与商业健康保险的发展空间和战略问题奠定理论基础。

第一节　银色经济与健康管理

人口老龄化并非社会老化，健康长寿意味着社会稳定和经济发达，是继农业经济、工业经济之后，人类将迎来后工业与大健康经济相结合的第三大财富波。

一、银色经济

（一）银色经济的定义和特征

银色经济，是指基于国民不断增长的健康长寿的消费需求和约束条件，组织生产、分配、流通和消费的活动及其供求关系与代际关系的总称①。2005 年，在发达国家开始进入深度老龄社会之际，世界卫生组织（WHO）给出了健康的定义：健康不仅指没病，更指一个人在生理上、心理上和社会上的完好状态，包括躯体健康、心理

---

① 杨燕绥主编：《中国老龄社会与养老保障发展报告》，清华大学出版社 2015 年版，14 页。

健康、心灵健康、社会健康、智力健康、道德健康等。该定义的提出，将引导世界文明从以疾病治疗为中心，向以健康维护为中心发展。2007年，WHO号召各国"投资健康和构建安全未来"，积极打造人类的大健康时代。

在中国尚未完成农业现代化、工业现代化的条件下，"投资健康与构建安全未来"这一理念将加速整个经济社会进入后工业经济时代。可以预测，中国经济社会发展将具有如下特征：

（1）人工智能与社会进步并重，满足医养服务的需求和供给；

（2）技术进步与人文进步并重，健康成为经济社会的发展主题；

（3）经济速度与经济质量并重，GDP增长速度在1%~5%之间；

（4）教育改革与科技创新并重，更加关注知识结构与合作精神的培养；

（5）医疗服务与健康促进并重，更加关注健康管理；

（6）就业开源与福祉改善并重，更加强调正规就业开源和福利资源有效利用；

（7）社会合作与政府主导并重，更加关注社会法治和社会企业的发展；

（8）家庭生育与国家人口规划并重，计划生育并非一胎政策；

（9）终生自立与家庭社会养老并重，且需要实现"医护养"的有效结合。

健康成为经济社会发展的主题概念。生命学家预测人的寿命可以达到100岁以上，由黑发50年和白发50年构成银色人生，需要人们以健康的心态、理念来规划人生和适应社会发展的新常态。农业经济解决了温饱问题，人们以勤恳（Conscientious and Diligent）精神，追求GDP总量，人均寿命达到40~50岁；工业经济解决了发展问题，人们以勤奋—竞争（Competition）精神，追求GDP速度，人均寿命达到60~80岁；健康经济将解决生活和生命的质量问题，以勤奋—竞争—合作（Cooperation）精神，追求经济社会发展的质量及分配公平性。从而实现积极老龄社会的发展战略，即改善劳动人口的人力资本，以科技推动经济（延续第一人口红利）；改善老龄人口的资产结构，以消费拉动经济（开发第二人口红利）。

综上所述，国民的健康需求和医疗模式进入了一个颠覆式发展时期。从生命科学和医疗科技的创新发展到临床转化应用，包括远程医疗和健康管理模式、可穿戴居家监测设备和人工智能/机器人辅助精准微创手术等；从医保支付的数量付费法到质量付费法的推广。医疗领域的这些颠覆式发展与变革，不断促使传统的经验医疗向循证医疗、精准医疗和基因医疗迈进，为降低医疗成本和提高医疗质量奠定了基础，一个国家、一个医疗机构和一个医生组的竞争力将从这里开始。

（二）健康长寿的消费需求

自20世纪70年代以来，发达国家纷纷进入深度老龄社会，健康长寿的发展趋势及其消费需求在不断升温，成为拉动经济的动力之一，国民健康支出增加，消费结构改变。伴随国民人均 GDP 的增加和平均寿命的增长，卫生总费用和老年护理费用占 GDP 的比例也逐年上升。经合组织（OECD）国家的数据显示（见表1.1），国家经济水平、人均寿命和健康支出这三个变量呈现出非常规律的正相关关系。由此展示了发达国家从工业经济向健康经济过渡的演进路径。

表 1.1　　　　　　典型国家经济水平、人均寿命和健康支出的比较

人口结构—发展阶段—健康支出均值	美国	德国	日本	中国	世界	发达国家	欠发达国家
进入老龄社会（65 岁以上人口占比 7%）；人均 GDP 1 万美元（OECD 主要国家 2005 年不变价，1970 年数据），医疗支出占 GDP 的 6%，其中康复护理占 0.5%，国民平均寿命期初 70 岁至期末 75 岁	1950 年	1950 年	1970 年	2000 年	2005 年	1950 年	2050 年
发展所需时间（年）	65	25	25	25	30	50	30
深度老龄社会（65 岁 +，14%）；人均 GDP 2 万美元（OECD 主要国家 2005 年不变价，2000 年数据），医疗支出占 GDP 的 8%，其中康复护理占 1.0%，国民平均寿命期初 75 岁至期末 80 岁	2015 年	1975 年	1995 年	2025 年	2035 年	2000 年	2080 年
发展所需时间（年）	15	35	15	10	10	10	20
超级老龄社会（65 岁 +，20%）；人均 GDP 4 万美元（OECD 主要国家 2015 年不变价，2000 年数据），医疗支出占 GDP 的 10%，其中康复护理占 1.5%，国民平均寿命期初 80 岁	2030 年	2010 年	2010 年	2035 年	2045 年	2010 年	2100 年

资料来源：联合国《世界人口老龄化报告》（1950～2050），OECD 数据，清华大学就业与社会保障研究中心于森博士、胡乃军博士整理。

根据国家统计数据显示，中国自 2000 年进入老龄社会，2016 年人均 GDP 接近 1 万美元，卫生总费用达到 GDP 的 6% 以上（标准值应为 6%～7% 之间），国民平均寿命超过 76 岁，这是 OECD 成员国家同期的平均水平，也说明中国卫生费用总投入和总健康产出的绩效结果基本达标，唯一缺失的是中国尚无老年护理支出的统计数据，无法否定的是，中国已经进入健康长寿型社会。但是，在 2012 年美国彭博通讯社对全球 145 个国家的健康排行榜中，中国位居第 55 位。可见，我国在卫生资源配置与利用的公平性、均衡性和效率性方面还有较大差距。

二、健康管理

健康管理（Managed Care）是一项针对个人及群体的健康进行全面监测、分析评估、咨询指导以及对危及健康因素进行干预，以预防和控制疾病发生概率、提高居民生命质量的社会活动的总称。通过健康信息登记、体检安排、健康状况评估、个性化追踪管理和健康干预等手段，以最少的成本达到改善居民健康水平和治未病的效果。健康管理的实质是结合预防医学与临床医学，实现三级预防：一级预防，通过健康教育、健康促进手段来改善健康状况，降低疾病的发生率；二级预防，早发现、早治疗、早诊断、规范化的管理和治疗；三级预防，预防各种并发症的发生，有效降低病人残疾概率，提高生命质量。经济史学家罗伯特·福格尔（Robert Fogel）研究结果证明①，国民营养改善对英国 1790 ~ 1980 年间人均收入增长的贡献约为 30%。健康是人们赖以生存和实现经济价值和社会价值的基础资源，健康管理是用有限的健康资源去实现生存欲望和经济价值及社会价值②。

2005 年，WHO 提出健康不等于没病，将健康界定为良好的身心与社会状态。这个定义促进了全球对健康认知的共识，由此构建了一个健康的认知模型，即躯体健康、心理健康、心灵健康、社会健康、智力健康、道德健康等（见图 1.1）③。《美国健康促进（American Journal of Health Promotion）》杂志定义健康促进，即帮助人们改进生活方式以获得最佳健康状态的科学和艺术，改善亚健康状况。亚健康是一种临界状态，有功能弱变、非器质性病变；有体征改变，尚不能发现病理改变；生命质量差，有慢病伴随的病变部位之外的不健康体征。亚健康源自压力、不健康的生活方式、环境污染、睡眠不足。生活方式的改进可以通过增强健康意识、改变行为方式等手段实现，而养成良好的生活习惯，能产生持久的、多维的效果。健康管理使生命科学得以发展。爱丁堡大学吉姆·威尔逊教授认为④："大数据和遗传因素让我们可以对比不同行为和疾病对寿命以月或年为单位增减的影响，并区分简单的相关性和因果效应"。总之，维护健康的关键是管理，预防疾病在先，治疗疾病在后。健康管理包括宏观范畴和行为范畴，前者指大健康经济发展战略和事业发展规划，后者指实现健康生活的服务供给和产业链，二者好比健康管理的两个轮子，需要互动前行。

---

① ［美］曼昆著，梁小民、梁硕译：《经济学原理》，北京大学出版社 2015 年版，63 页。
② 周生来、刘晓峰主编：《全民健康管理》，清华大学出版社 2015 年版。
③ Jerry. s. Rosenbloom 编著，杨燕绥等译：《员工福利手册（第五版）》，清华大学出版社 2007 年版，216 页；M. P. O'Donnell：工作场合健康促进计划设计项目，2000 年。
④ 爱丁堡大学课题组："教育对人的寿命的影响"，《自然·通讯》。资料来源于《参考消息》、《科技前沿》，2017 年 10 月 15 日。

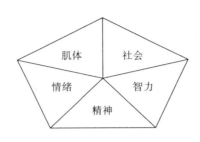

图 1.1 多维健康模型

（一）健康管理事业

事业即指人们所从事的，具有一定目标、规模和系统的，不以营利为目的的，对社会和经济发展有影响的经常活动的总称。构建健康管理事业体系需要"政—产—学—研—用"联动，从理论研究、科研活动、教育体系、国家规划、方针政策、法律法规、标准体系、评估评价、监督机构、医疗保障、相关非营利机构建设等多维度进行建设。例如，世界卫生组织关于健康日的公约和一系列行动计划、《"十三五"卫生发展规划》中关于健康管理的行动计划、《健康中国 2030》的倡议和行动计划等。

1. 健康管理规划及体系建设

医疗资源配置和医疗服务体系规划，主要包括社区全科医生的首诊、慢病和保健服务；专科医院的急诊重症治疗；医疗中心的疑难重症治疗及其远程会诊；公共卫生和计划生育服务；老年医养的康复、护理和照护服务。

医疗机构及其相关机构管理，主要包括公共服务机构；医疗机构分类、属性界定、等级评定、质量评估、准入退出；PPP 研究中心；医疗咨询评估机构的规制和管理；医务人员教育、培训、资质、职称等。积极应对人口老龄化的行动之一，即改变"重医院、轻社区，重治疗、轻健康管理"的观念和做法，发展家庭医生和社区医疗是健全医养服务体系的重点。

医疗保障制度，包括医疗保险和医疗救助政策、信息系统、监督监管、支付方式、协议定价机制等。

2. 健康管理支撑平台建设

公共服务平台建设，包括在健康信息采集、分析、监测、管理、计算等领域建设一批创新载体；依法统一开放接口的健康信息大数据应用开发平台（如超算中心）；第三方检测、评估技术平台；健康管理产品/服务认证、融资、培训等服务平台。

电子档案数据库及云平台建设，包括市民电子健康档案基础数据库（在社康中心）、体检数据库、各类慢病人群发病前各期基础数据库；城市、地区和国家人口及公共卫生数据库。

健康管理规范和标准，包括各种健康管理方案指南、统一的健康信息数据标准、统一的健康评估标准等。

健康管理成果推广及示范，主要包括社区及其签约家庭医生健康管理示范应用；以移动医疗技术与终端设备为核心的个体和人群健康干预指导示范应用；低成本、数字化健康管理方案示范应用；网络在线健康中心、社区健康指标检测点建设示范应用；特色健康管理服务，如慢病管理服务包、老年病综合服务包、长期护理服务包等；健康保险与健康管理融合示范应用。

（二）健康管理产业

产业即指人们所从事的，具有一定目标、规模和系统的，有营利性目标的，对经济和社会发展具有影响的经常性活动的总称。健康管理产业活动主要包括医药服务、老年医护养、中医药、多元化保健、健康设备和产品、健康专题教育训练、健康医疗基础设施、商业健康保险等。构建健康管理产业链也需要"政—产—学—研—用"联动，从基础研究、技术开发和技术攻关方面入手，做好分步实施部署，重点突出慢病管理、亚健康人群的管理方法、技术支持和产业化应用。

1. 健康信息管理及其应用

健康信息管理及其应用的主要内容：一是健康信息采集、筛查、检测，以及新方法和新技术研究，如健康相关生物标志物的寻找和研究；新型健康体检技术（个性化/数字化）；健康信息连续式无创检测新技术研究等（血压、血氧、血糖）。二是健康大数据筛选、分析、计算方法的研究及其模型建立，如在线挖掘分析、多模态健康数据融合分析、公共卫生大数据分析。三是健康风险评估和干预体系研究。

2. 健康管理设备开发及其产业化策略

健康管理设备开发及其产业化策略的主要内容：一是以医院为中心的健康设备及系统的开发与数据化处理，包括低生理负荷、低功耗、连续生命体征采集芯片开发、即时健康检测设备开发；智能移动健康终端设备和产品开发，以及健康管理应用软件开发。二是全面健康管理系统，包括集个性化体检、重大疾病风险预警、特色疗养技术和产品、疾病跟踪随访等一体化开发（见图1.2）。

（三）健康管理与基本医疗保障

健康管理与基本医疗是反映不同经济发展阶段的消费需求的两个范畴，前者的核心是健康，属于管理范畴；后者的核心是疾病，具有服务保障和费用分担的功能，二者不能被混淆。一方面，如果盲目地用基本医疗保障基金去购买健康服务，如保健卡、游泳卡等，就会占用医疗保险基金，导致很多人得不到基本医疗服务，特别是会挤出大额医疗费用分担机会；另一方面，要探讨基本医疗保障与健康管理的对接问

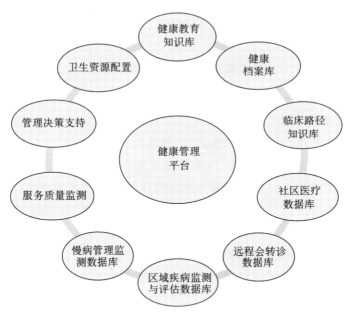

图 1.2 健康管理平台内容分布图

题，通过完善基本医疗保障降低居民的医疗费用，在人均 GDP 同等水平下，可以提高国民购买健康的能力，签约服务的家庭医生一手托两家，一边是就医指导，包括全科与专科、首诊与转诊和异地就医，另一边是健康管理、慢病管理、保健服务，甚至包括公共卫生、残疾保障和计划生育服务。

进入 21 世纪以来，无论是免费医疗的预算资金，还是社会医疗保险基金，均开始关注家庭医生的制度建设（见图 1.3 和专栏 1.1），分别建立全科医生和专科医生的绩效评价和补偿机制，基本医疗保险基金在全科、专科与异地转诊就医之间，应当有一个合理的分配比例，如 30%∶50%∶20%。

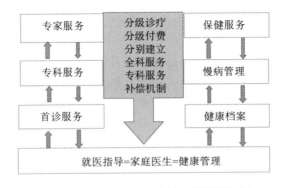

图 1.3 医疗保障与健康管理的结构机制

专栏 1.1

德国医保覆盖慢病管理的经验

2002 年，在德国进入超级老龄社会之前，在《国家社会保障法典医疗保险分册》中设定慢病管理定义为"由医务工作者提供的、以最新临床循证依据为指导的、具有协同性的慢病管理服务"。德国联邦联合委员会界定了慢病管理的六个条件：（1）患病率高；（2）疾病治疗费用高；（3）现有疾病管理措施能有效提高患者健康水平；（4）能科学地建立临床循证指南（药物治疗、康复服务）与非临床（健康教育、心理支持等）干预指南；（5）多部门合作开展健康管理工作；（6）自我管理对健康结果影响较大。

2003 年，首批引入了乳腺癌、糖尿病 I 型和 II 型、冠状动脉粥样硬化、哮喘、慢病阻塞性肺炎六种慢性病，并对每种慢性病制定了量化评估指标。家庭医生为协调医师、专科医院负责并发症及其合并症治疗、综合医院负责急诊服务。

2012 年，250 个地方医疗保险机构向 14 000 项慢性病管理服务计划付费。德国卫生部用年度预算的 1% 奖励慢病管理达标的医务人员。

（四）健康管理与商业健康保险

健康管理与商业健康保险的领域有所交叉。健康管理的核心是健康，属于管理范畴。进入银色经济以后，国民平均寿命可能超过 85 岁，部分人口将达到 100 岁以上，人们的健康意识将大大提高，自出生即开始呵护健康。健康管理的业务范围包括购买家庭医生（或私人保健医生）、诊疗绿色通道、专家诊疗、健康体检及其他健康管理服务，如健康咨询、健康讲座、健康评估、临终服务等。健康管理包括个人健康管理和团体健康管理（见专栏 1.2）；在中国，华为公司较早地实行了员工健康管理（见专栏 1.3）。

商业健康保险的核心是疾病和意外伤害，具有服务保障和费用分担的功能，包括高端疾病保险、境外保险、康复保险、护理保险等。

专栏 1.2

美国最佳健康促进计划

根据美国生产力和质量中心（American Productivity and Quality Center）评选最佳健康促进计划的研究，最佳的计划平均为每 1 800 名员工配备一名全职的专业人员提供健康促进服务，年度平均成本为200美元/参与员工人数（不是参与计划人数；参与计划人数包括员工配偶、家属等；按1996年价格水平计算）。如果一个员工人数超过4 000的企业自身管理其综合健康促进计划（包括健康意识培训、健康行为方式改变教育、健康环境建设等），其平均成本约为135美元/参与员工人数（不是参与计划人数）。这一数字包括了工作人员的费用，但不包括办公场所、办公费用、招募员工和初期培训的费用，也不包括高级管理人员的监督管理费用。如果计划包括健身器材和器具的采购，这一数字要增加100～200美元/参与员工人数。这一建设费用可以在15年内摊销，但不包括占地费用。通常来说，可以通过向员工收取一定会员费的方式有效地减少健身器材等投资。

专栏1.3

华为公司员工健康管理计划

华为公司按照员工的年龄组制定健康管理计划，并委托专业健康管理公司制定方案和组织健康管理项目。健康管理包括医疗、营养、运行、生活习惯、情绪和环境等。通过一系列活动帮助员工树立健康生活、保持健康心态的习惯，协助企业提高生产力、忠诚度和绩效。健康促进和管理方案见图1.4。

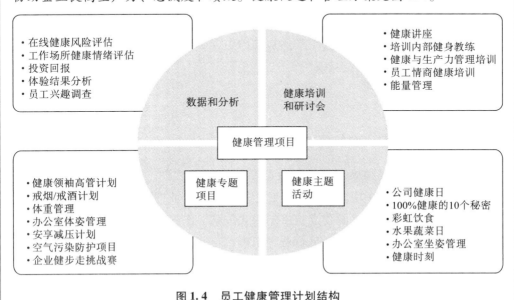

图1.4　员工健康管理计划结构

在美国，健康管理早于健康保险，商业健康保险早于社会医疗保险发展起来，因此，商业保险以健康保险命名（Commercial Health Insurance）。商业健康保险公司积极管理会员的健康，尽力减少他们对医疗的需求，每个健康保险公司都有专门从事健康管理的团队，提供健康教育、疾病管理、医疗服务协调等多种服务。它们还与大型企业合作推动健康生活和健康生产活动，并通过价格优惠和支付方式促进初级保健。在大健康经济时代，国民的健康需求不断丰富，个人、机构和城市实施健康促进计划将蔚然成风，为各类健康管理组织和企业提供发展空间。高收入人群已经不满足于仅购买健康保险产品，一旦生病有保险改善分担成本，他们越来越强烈的愿望是享有个性化的健康管理计划，不生病和少生病，保持健康的生活和工作状态。因此，商业健康保险公司不能仅仅生产医疗、意外伤害保险产品，而应当将健康管理和健康保险融为一体，与时俱进地求发展。例如，泰康集团曾大胆探索"活力养老、高端医疗、卓越理财、终极关怀"四位一体的大健康商业模式。

第二节　卫生规划与医疗服务

卫生规划（Health Plan）即指国家根据经济发展、人口结构、地理环境、卫生与疾病状况、不同人群需求等多方面因素制定国家和区域卫生发展方向、模式与目标，以及合理配置和培植卫生资源，合理布局不同层次、不同功能、不同规模的卫生机构，实现卫生总供给与总需求基本平衡目标的指导纲领和行动计划。

一、医疗服务需求

（一）医疗服务定义和特征

医疗即指对于居民健康问题的专业诊断与治疗的总称。医疗包括预防医学与服务、临床医学与服务、中医学与服务。医疗属于第三产业即服务业，但是医疗服务不是简单交易，不能在医患之间建立直接的买卖关系。医疗设施设备、药品和医用材料等，不宜直接商品化，对消费者进行逐一销售，这些医疗设施设备、药品等应当与医疗服务一同打包定价和补偿。

（二）基本医疗的公益性

基本医疗的公益性具有三个特征：一是全体国民享有（可及性）；二是令人放心

（安全性）；三是付得起（可支付性）。医疗看似具有商品属性和市场交易的五大基本要素，即交易场所、供需双方、交易商品、交换媒介货币和价格，但不可忽略其导致市场失灵的本质特征。

1. 医疗标的不可交易

医疗服务供需关系标的是人的健康和生命，不能直接成为交易标的，医疗非交易，药品非商品。

2. 医疗需要的不确定性

疾病是偶然事件，每个人都存在着一定的健康风险。如今，卫生经济学和公共卫生服务的发展大大降低了群体需要的不确定性，医疗信息化和互联网的发展大大降低了个人需要的不确定性。

3. 医疗信息不对称

伴随人们对健康和生命价值认识的不断提高，医疗服务的严肃性和技术要求也在不断提升，医生要针对每一个患者的健康问题做出的诊断、处方和医嘱，执行承担全程责任，医患之间不可避免地存在信息不对称和由此发生的垄断和诱导。尽管人们可以从网络查询一些诊疗建议，但那不是全部信息。

4. 医疗利用的外部性

居民消费医疗服务不仅给自己带来好处，而且减少对他人的传染和伤害，由此导致医疗需求的外部性和刚性。

5. 医疗需求弹性

在价格不变的条件下，个人收入影响医疗需求而产生需求收入弹性。经济学认为，收入弹性大于 1 即属于奢侈品。医生人力资本大于一般劳动者，药品和医疗设备的研发生产成本远远高于一般食品和物品，医疗机构管理的要求也比一般机构更复杂、更严格。因此，对于大多数人而言，医疗越来越成为奢侈品。

综上所述，医疗市场失灵必然导致医疗服务供需的不均衡、不公平和不可持续。

（三）基本医疗公益性的全球共识

1978 年，世界卫生组织（WHO）的《阿拉木图宣言》提出"让人人享有基本医疗服务"的医疗保障目标，这意味着在国际社会就医疗服务的公益性和非直接交易的特殊商品属性已达成共识。医疗服务公益性的特征如下：

一是为了让人人享有基本医疗服务，将其列入公共品和准公共品的范畴，建立供给体制，以实现基本医疗服务的可获得性；二是为了避免医患直接交易，国家建立多元补偿机制，以实现基本医疗服务的可支付性。强调医疗服务公益性和非趋利性，并不排除政府公立医疗机构略有结余，社会合作医疗机构适度剩余，私人投资医疗机构留有微利，但必须排除的是暴利倾向。

（四）医疗服务需求

健康是每个人的希望，不仅是赖以生存的生命基础，也是人们获得经济利益和政治权利的基础。

1. 医疗服务需要

医疗服务需要即指基于居民实际健康状况与理想健康状况之间存在的差距，对预防、保健、医疗、康复与护理等服务的客观要求[①]。医疗需要的发生包括个人察觉、体检筛查和家庭医生提示等。因病致贫和因病返贫是反映国民刚性医疗需要的重要指标。居民医疗需要，受经济水平、社会文化、生活环境、医疗供给等因素的影响，由此形成健康测量指标，如营养与发育指标、残疾指标、疾病指标、死亡指标等。医疗需要伴随着经济发展而进步，已从救死扶伤（第二次世界大战之前）、防病治病（第二次世界大战之后）发展到了维护健康（20 世纪末以来）。

2. 医疗服务需求

医疗服务需求即指在一定时期内和价格下，居民总体愿意且有能力购买的医疗服务及其数量。医疗服务需求构成有两个条件：一是居民购买服务的愿望；二是居民购买服务的支付能力，包括个人支付和社会互济。从结构角度看，包括个人需求和社会总需求。

医疗服务需求分为基本医疗服务需求、特殊医疗服务需求和个性化医疗服务需求。基本医疗服务作为健康保障的公共品和准公共品覆盖全体居民，需要国家依法建立合理的补偿制度。特殊医疗服务需求主要指荣誉国民和贫困家庭，也需要国家依法建立补偿制度。个人性化医疗服务需求由个人和家庭自理。

3. 医疗服务利用

医疗服务利用是反映需要是否得到了满足的重要指标，包括预付保健服务利用、门诊服务利用、住院服务利用。伴随着人口老龄化和健康长寿的需求，医疗服务利用又延伸至康复服务利用、长期护理服务利用、临终纾解服务利用等。WHO、各个国家和社会组织均有医疗服务利用的评价指标体系和计算工具，以促进有限的医疗资源得到公平、有效的利用。

二、医疗服务供给

医疗服务供给即指以维护居民健康为中心，进行医疗资源配置的管理体制和运行机制的制度安排。

---

① 陈晓明主编：《卫生经济学（第 3 版）》，人民卫生出版社 2012 年版，15 页。

（一） 医疗服务管理体制

医疗服务管理体制是以维护居民健康为中心，合理配置资源与建立协作关系的、医疗服务供给的两维正三角结构的制度安排（见图 1.5）。"两维"即指一般医疗资源的扁平化配置和专家资源的立体配置；"正三角"即指以全科为主、专科为辅和专家托底的医疗资源配置效果，由此形成医疗服务供给体系。与正三角结构相反的是倒三角结构，即指患者按照立体路径直接去见专家，这不仅增加了患者的负担，而且迫使专家看普通门诊，医学稀缺资源不能得到有效利用。可见，"看病贵、看病难"的社会现象主要源于医疗资源配置缺陷，导致这种缺陷的是价值取向和管理体制问题。

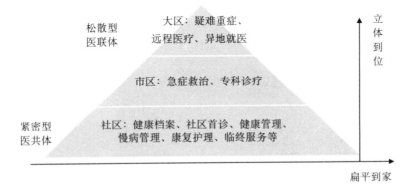

图 1.5　卫生医疗资源配置的正三角结构

1. 扁平到家

卫生发展规划要确保居民在其生活的区域内（合理半径为 15 分钟）找到他们信任的医务人员，包括签约医生、健康管理师等，使医患关系建立在信任的基础之上，并近距离地获得健康管理、急症治疗、慢病管理、康复护理、临终服务等；鼓励发展以维护居民健康为中心的紧密型医疗服务共同体。

2. 立体到位

卫生发展规划要在市县健康管理服务区内（如 50～100 公里以内）解决重大疾病问题，鼓励医生临床创新，这是综合医院的责任，非疑难重症不支持转诊；在省级地方和国家层面解决疑难重症问题，要严格界定疑难重症和转诊条件，积极引入远程医疗，避免"医疗旅游"给家庭带来不必要的负担，避免富人过度利用医疗和医保资源；鼓励发展以处理疑难重症为中心的松散型医疗服务联合体。为此，要对各级医疗机构和地方主管领导建立问责制。

发达国家通过《国家卫生法》划分国民健康管理和基本医疗服务战略区（类似中国的大社区和医共体），地方政府和任何机构都无权任意建立医院和增加病床。瑞典全国共划分了 3 个健康管理战略服务区；英国划分了 10 个健康管理服务战略区和 151 个全科医疗服务社区；中国台湾划分了 17 个医疗区和 63 个次医疗区。深圳罗湖区率先建立的医院集团，即以"少看病、少吃药、少负担、多健康"为宗旨，为居民健康管理共同体进行了示范。

（二）医疗服务运行机制

医疗服务运行机制是以维护居民健康为中心的，坚持可及性、安全性和可支付性原则，三者密切相关且互相制约形成了"铁三角"机理的医疗服务供给的制度安排（见图 1.6）。为此，世界卫生组织号召和敦促其成员国家，按照"铁三角"定理建立健全医疗保障制度，确保人人获得合理的基本医疗服务，促进人类文明与健康。

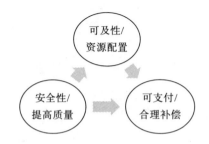

图 1.6   医疗服务供给的"铁三角"定理

三、医疗机构外部规划

医疗机构即指提供医疗服务的机构，是医务人员工作的平台。从诊所到现代医院组织的发展有三个重要因素，即病原微生物原理（路易斯·帕斯特，1870 年）、医疗技术发展（麻醉介入，1846 年；消毒处理，1867 年；X 光技术，19 世纪后期）和城市化。1900 年，美国患者支付的费用占到医院收入的 1/3①。

（一）医疗机构分类

我国《医院管理条例》（卫生部［1994］35 号令）（以下简称《医管条例》）第三条规定，医疗机构的类别（见图 1.7）有：（1）综合医院、中医医院、中西医结合医院、民族医医院、专科医院、康复医院；（2）妇幼保健院；（3）中心卫生院、乡（镇）卫生院、街道卫生院；（4）疗养院；（5）综合门诊部、专科门诊部、中医门诊部、中西医结合门诊部、民族医门诊部；（6）诊所、中医诊所、民族医诊所、卫生

---

① 詹姆斯·亨德森著、向运华等译：《健康经济学》，人民邮电出版社 2008 年版，201 页。

所、医务室、卫生保健所、卫生站；（7）村卫生室（所）；（8）急救中心、急救站；（9）临床检验中心；（10）专科疾病防治院、专科疾病防治所、专科疾病防治站；（11）护理院、护理站；（12）其他诊疗机构。

2016 年，我国的医疗卫生机构共计 98.8 万个，其中医院 2.8 万所。与 2015 年比较，医疗卫生机构增加 1 678 个，医院增加 1 685 所；公立医院 12 971 所，民营医院 15 193 所；与 2015 年比较，公立医院减少 355 所，民营医院增加 2 040 所。

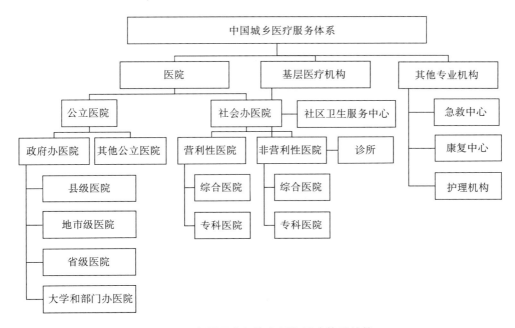

图 1.7　中国医疗机构布局和医疗体系结构

（二）医疗机构发展规划

《国家"十三五"卫生与健康发展规划》提出，重点发展县级医院，推动乡镇卫生院的发展，强化基层医疗服务体系，打造 30 分钟基层医疗服务圈。基层医疗卫生机构标准化达标率为 95%；每千人床位 6 张，执业助理医师 2.5 名，护理人员 3.14 名，全科医生大于 2 名；社会办医床位占总床位数大于 30%。

广义的医疗机构是指提供各类医疗及其相关服务的机构，如公共卫生、计划生育、健康管理、医疗服务信息与咨询、体检中心、药店等。该《医管条例》第四条规定："卫生防疫、国境卫生检疫、医学科研和教学等机构在本机构业务范围之外开展诊疗活动以及美容服务机构开展医疗美容业务的，必须依据条例及本细则，申请设置相应类别的医疗机构。"

（三）医疗机构功能分级

根据《医院分级管理办法（试行草案）》第四条，医院按功能、任务不同划分为一、二、三级。一级医院，是直接向一定人口的社区提供预防、医疗、保健、康复服务的基层医院、卫生院；二级医院，是向多个社区提供综合医疗卫生服务和承担一定教学、科研任务的地区性医院；三级医院，是向几个地区提供高水平专科性医疗卫生服务和执行高等教学、科研任务的区域性以上的医院。因此，基层医院一般是指一级医院及以下等级的医疗机构（如乡镇卫生院、村卫生室和社区医院）。在互联网时代，一些传统医院的功能正在走出医院，突破分级制度，实行社会化运营，如网络医生服务平台、在线健康咨询及健康管理APP、专科医生集团和连锁诊所等。

（四）医疗机构的联合体

医共体是以社区居民健康管理为共同目标的，自下而上形成的医疗机构共同体，包括整合人财物、事业规划和责任考评制度的紧密型共同体。在一个区域内可能有1～3个健康管理共同体，基于居民自主签约机制展开竞争。2017年，时任国家卫计委主任李斌提出自下而上的发展战略："现在比较好的一种形式叫'医共体'，把医保支付方式改革和医共体的建设紧密结合起来，从预防、治疗到康复，提供一体化的服务，把县、乡、村连起来。有了医共体，居民在基层就能够得到比较好的医疗卫生服务；医共体也会得到相应的鼓励和奖励。如安徽省的天长市，一个县里组织了两个医共体，效果是比较好的。"

医联体是以疑难重症的双向转诊、远程医疗和异地就医为核心，自上而下形成的医疗机构联合体。2013年，时任国家卫计委主任的陈竺提出："医疗改革联合体，不仅是社区平台，也要以三级医院为核心，带着几个二级医院，辐射一片社区和乡镇，实现城乡医疗统筹。应当基于支付方式建立相对稳定的协作机制，实现大病不出市、重症转诊就医、疑难症异地就医（含远程医疗）的卫生规划与布局。"

（五）医疗机构的财产属性

根据财产性质划分的医疗机构属性包括政府投资的公立医疗机构、社会合作的公益医疗机构、私人营利的微利医疗机构。通常，政府公立机构服务于荣誉国民和贫困人口；社会合作公益机构提供基本医疗服务；私人营利机构提供个性化医疗服务。由此形成一主两辅的医疗服务体制，以大众基本医疗服务为主，以荣誉国民和个性化服务为辅。目前，中国公立医疗机构的内涵与外延均比较宽泛，包揽了三类医疗机构的业务，甚至出现趋利动机，混淆了政府、市场和社会的关系，被称为中国医疗体制改革的十字架①。公立医院是中国医改的核心问题。

四、医疗机构内部组织架构

医疗机构是医务人员提供医疗服务的平台,包括医院、康复院、护理院,以及医院内部的门诊区、日间手术区、住院区、检测检验、影像中心、药房、病案室,以及教学科研、行政管理和后勤保障等。在互联网时代,医疗机构还包括检查检测中心、影像中心、药房、电子病历管理等。医院内部的人员职责与分工如下:

(一) 院长主要职责

院长应全面领导医院的工作,包括医疗、教学、科研、预防、人事、财务和总务等工作;领导制订本院工作计划,按期布置、检查、总结工作并向领导汇报;负责组织、检查医疗护理工作,定期深入门诊、病房,并采取积极有效措施,保证不断提高医疗质量。

(二) 医务科科长主要职责

在院长的领导下,医务科科长具体组织实施全院的医疗、教学、科研、预防工作;拟订有关业务计划,经院长、副院长批准后,组织实施;经常督促检查,按时总结汇报;深入各科室,了解和掌握情况;组织重大抢救和院外会诊;督促各种制度和常规的执行,定期检查,采取措施,提高医疗质量,严防差错事故;对医疗事故进行调查,组织讨论,及时向院长、副院长提出处理意见;负责实施、检查全院医务技术人员的业务培训和技术考核;不断提高业务技术水平;协助人事科做好卫生技术人员的晋升、奖惩、调配工作;组织实施临时性院外医疗任务以及对基层的技术指导工作;检查督促各科进修和教学科研计划的贯彻执行;组织科室之间的协作,改进门诊、急诊工作;督促检查药品、医疗器械的供应和管理工作;抓好病案统计、图书资料管理工作等。

(三) 病案室主要职责

病案室主要检查各科病例书写情况,提高病历书写质量,如疾病编码和病案首页是否规范;负责病案的回收、整理、装订、归档、检查和保管工作;负责病案资料的索引、登记、编目工作;查找再次入院和复诊病员的病案号,保证病案的供应,办理

---

① 文国学、房志武主编:《中国医药卫生体制改革报告》(2014~2015),社会科学文献出版社2014年版,35页。

借阅病案的手续；提供教学、科研、临床经验总结等使用的病案等。

（四）临床科主任职责

在院长领导下，临床科主任负责本科的医疗、教学、科研、预防及行政管理工作；制定本科工作计划，组织实施，经常督促检查，按期总结汇报，领导本科人员，对病员进行医疗护理工作，完成医疗任务；定时查房，共同研究解决重危疑难病例诊断治疗上的问题；组织全科人员学习、运用国内外医学先进经验，开展新技术、新疗法，进行科研工作，及时总结经验；督促本科人员，认真执行各项规章制度和技术操作常规，预防并及时处理差错事故；确定医师轮换、值班、会诊、出诊；组织领导医疗机构的技术指导工作，帮助基层医务人员提高医疗技术水平；参加门诊、会诊、出诊，决定科内病员的转科转院和组织临床病例讨论；领导本科人员的业务训练和技术考核，提出升、调、奖、惩意见；妥善安排进修、实习人员的培训工作；组织并担任临床教学等。

（五）临床主任医师职责

在科主任领导下，临床主任医师指导全科医疗、教学、科研、技术培养与理论提高工作；定期查房并亲自参加指导急、重、疑、难病例的抢救处理与特殊疑难和死亡病例的讨论会诊；指导本科室主治医师和住院医师做好各项医疗工作，有计划地开展基本功训练；担任教学以及进修、实习人员的培训工作；定期参加门诊；运用国内外先进经验指导临床实践，不断开展新技术推广工作，提高医疗质量；督促下级医师认真贯彻执行各项规章制度和医疗操作规程；指导全科结合临床开展科学研究工作。

（六）总住院医师职责

在科主任和主治医师领导下，协助科主任做好科内各项业务和日常医疗行政管理工作；带头执行并检查督促各项医疗规章制度和技术操作规程的贯彻执行，严防差错事故发生；负责组织和参加科内疑难危重病人的会诊、抢救和治疗工作；带领下级医师做好下午、晚间查房和巡视工作；主治医师不在时，代理主治医师工作；协助科主任和主治医师加强对住院、进修、实习医师的培训和日常管理工作；组织病房出院及死亡病例总结讨论，做好病死率、治愈率、化脓率、病床周转率、病床利用率及医疗事故、差错登记、统计、报告工作；负责节日、假日排班及书写各种手术通知单。

（七）门诊部主任职责

门诊部主任负责门诊部的医疗、护理、预防、教学、科研和行政管理工作；组织制订门诊部的工作计划；经院长、分管副院长批准后组织实施，经常督促检查，按期总结汇报；负责领导、组织、检查门诊病员的诊治和急诊、危重、疑难病员的会诊和抢救工作；接收大批外伤、中毒、传染病员时，要及时上报，并采取相应措施；定期组织门诊系统会议，协调各科关系，督促检查医务人员贯彻各项规章制度、医护常规技术操作规程；整顿门诊秩序，改进医疗作风，改善服务态度，简化各种手续，方便病员就诊，不断提高医疗护理质量，严防差错事故；负责组织门诊工作人员做好卫生宣教、清洁卫生、消毒隔离、疫情报告等工作；组织门诊医务人员在社区建立家庭病床，安排进修、实习人员；领导接待和处理门诊方面的群众来访、来信工作。

（八）护理部主任（总护士长）职责

护理部主任（总护士长）应拟订全院护理工作计划，经院长、副院长审批后实施，并检查护理工作质量，按期总结汇报；负责拟订和组织修改全院护理常规计划，并严格督促执行，检查指导各科室做好基础护理和执行分级护理制度；深入科室，对抢救危重病员的护理工作进行技术指导；拟订在职护士培训计划并落实措施，组织全院护理人员的业务技术训练；定期进行业务技术考核；掌握全院护理人员工作、思想、学习情况；负责院内护理人员的调配，并向院长提出护理人员升、调、奖、惩的意见；针对护理人员发生的差错，与各科室共同研究处理；审查各科室提出的有关护理用品的申报计划和使用情况；提请总务科安排护士生活上的有关问题；检查并指导门诊、急诊、病房、手术室、供应室管理，使之逐步达到制度化、常规化、规格化；担任护士教学、实习任务的医院应负责贯彻护士学校的教学及临床实习计划；主持召开全院护士长会议，分析护理工作情况，定期组织护士长相互检查、学习和交流经验，不断提高护理质量；组织领导全院护理科研及护理新技术的推广工作。

五、医务人员及其分类

医务人员即指经过考核和卫生行政部门批准和承认，取得相应资格及执业证书的各级各类卫生技术人员，包括医疗机构、预防机构的医务人员。未取得执业资格但依法在医疗、保健、预防机构进行实习或试用的人员，可依法从事相应卫生技术工作，视为合法；实习或试用单位应对其职务活动承担责任。

（一）全科医疗和家庭医生

全科医疗是医疗服务的基础，应处理常见的健康问题，干预各种无法被专科医疗治愈的慢性疾患及其导致的功能性问题。这些问题往往涉及服务对象的生活方式、社会角色和健康信念。家庭医生，也称全科医生、首诊医生（与综合医院门诊的首诊医生不同），主要指接受过全科医学专门训练的新型医务人员，主要职责是为个人、家庭和社区提供优质、方便、经济有效的、一体化的健康管理、慢病管理和就医指导的初级全科医疗服务的提供者。美国家庭医疗学会（AASP）关于家庭医生的定义是，经过范围宽广的医学专业教育训练的医生。家庭医生具有独特的态度、技能和知识，其有资格向家庭的每个成员提供连续性和综合性的医疗照顾、健康维持和预防服务。无论其性别、年龄或者类型是生物医学的、行为的或者社会的健康问题，这些家庭医生由于其背景和家庭的相互作用，最有资格服务于每一个病人，其作为所有健康相关事务的组织者，可适当地利用顾问医生、卫生服务以及社区资源。全科医疗与专科医疗间具有互补性，需要建立双向转诊机制。

（二）专科医疗和临床医生

专科医疗是指根据科学对人体生命与疾病本质的深入研究来认识与对抗疾病的治疗。目前，专科医疗主要有24类。专科医疗通常在发生疾病一段时间之后介入，与全科医疗相比，其难度较大，成本较高。当遇到现代医学无法解释或解决的问题时，专科医疗就不得不宣布放弃其对病人的治疗责任。专科医生类似于"医学科学家"，体现了医学的科学性和当期水平。由于专科医疗强调根除或治愈疾病，可将其称之为治愈医学（Cure Medicine）。

临床医生是具备基础医学、临床医学的基本理论和医疗预防的基本技能的专门医师。临床医生应具备如下知识和能力：掌握基础医学中临床医学的基本理论、基本知识；掌握常见病及发病诊断处理的临床基本技能；具有对急难重症的初步处理能力；熟悉国家卫生工作方针、政策和法规；掌握医学文献检索、资料调查的基本方法；经过规范培训，其应具备临床工作能力。

（三）医疗专家和疑难重症

医疗专家即指精通某一专科且有丰富经验、良好医德和一定权威性的医务人员，他们是解决疑难重症和进行临床创新的领头人。医疗专家中的一批贡献巨大的杰出人物应被选为医学工程院士。

（四）医疗行为和循证医学

医疗行为即指医务人员针对可能的患者做出的一系列诊疗、照护活动的总称。医疗服务的过程不同于一般商品的生产过程，其研发、生产、销售和售后服务的职责集中在一个医生组完成，以保持对人的健康和生命的连续照护，因此，医生的责任和风险大于其他职业。传统医疗是以经验医学为主，即根据非实验性的临床经验、临床资料和对疾病基础知识的理解来诊治病人。

循证医学（Evidence Based Medicine，EBM）意为"遵循证据的医学"，又称实证医学，我国港台地区也译为证据医学。其核心思想是医疗决策（即病人的处理、治疗指南和医疗政策的制定等）应在现有的最好的临床研究依据基础上做出，同时也重视结合个人的临床经验。循证医学创始人之一 David Sackett 教授在 2000 年出版的《怎样实践和讲授循证医学》一书中，定义循证医学为"慎重、准确和明智地应用当前所能获得的最好的研究依据，同时结合医生的个人专业技能和多年临床经验，考虑病人的价值和愿望，将三者完美地结合制定出病人的治疗措施"。循证医学并非要取代临床技能、临床经验、临床资料和医学专业知识，它只是强调任何医疗决策应建立在最佳科学研究证据基础上。

第三节　医疗保障的理论与实践

鉴于医疗的专业性、成本相对较高、医疗资源的有限性，为满足人民群众的基本医疗服务需求，第三方付费制度应运而生，特别是政府介入的第三方付费制度，这奠定了医疗保障的基础。

一、医疗保障原理

（一）医疗保障定义和基本原则

1978 年，世界卫生组织（WHO）提出了医疗保障的基本定义，即"让人人享有合理的基本医疗服务"。《国家卫生法》和《医疗保障法》的覆盖范围不能有任何身份歧视，以确保人人享有基本医疗服务。国家要通过制度安排解决贫困人群基本医疗服务的可获得性问题，特别是妇女、儿童和老人，他们通常是公共卫生服务的主要对象。中国《宪法》第 21 条明确了国家发展医疗卫生事业、增强人民体质的国家义务。2008 年，党的十七大报告提出了"人人享有基本的医疗卫生服务"的执政目标。

医疗保障的基本原则：一是人人享有。在我国，党的十八大提出"健全全民医疗保障体系"的总目标是，以基本医疗保险为主体、医疗救助和补充医疗保险为辅助，各层次医疗保障边界清晰、功能互补、关系协调、管理高效的多层次医疗保障体系。二是医疗保障水平与经济发展水平相适应。医疗服务内容满足人民群众的基本医疗需求，基本消除了因病致贫和因病返贫的现象；医疗保障水平的增长与经济发展水平增长同步或略高一些。为此，应当提供合理的基本医疗服务。

（二）医疗保障的"铁三角"定理

WHO 坚持以国民（居民）健康为中心，构建了基本医疗服务体系，总结全球经验提出了合理的医疗管理体制和运行机制的"铁三角"定理，即可及性（可获得，Access）、安全性（可信任，Quality）和可支付（可消费，Cost），三者密切相关，且互相制约。WHO 围绕这三个维度制定了考评指标体系，并定期发布调研与评价报告。

1. 基本医疗服务的可及性

可及性指可获得基本医疗服务的制度安排，是实现"铁三角"定理的基础。可及性包括四个含义：一是以居民健康为中心，即价值观问题；二是医疗服务方便可得，即医疗资源配置问题；三是可信任，即管理和评价机制问题；四是可支付，即付得起、可获得。如何配置医疗资源是个价值观和管理体制的问题。居民和医疗机构谁是中心呢？一旦出现大型医院人满为患的情况，即说明医疗资源配置的价值取向和管理体制出了问题，应当深刻反思，查找原因，甚至追究各级政府和相关部门的责任。为此，发达国家通过《国家卫生法》划分国民健康管理和基本医疗服务战略区（类似中国的大社区和医共体），是政府必须作为的硬指标。因此，地方政府和任何机构都无权任意建立医院和增加病床。

2. 基本医疗服务的安全性

安全性即指服务质量和信任程度。安全性是实现基本医疗服务可及性的必要条件之一。医疗服务是高品质的、可以信任的产品，要讲道德规范和行为规范，这涉及医疗服务供给的机制问题。随着医疗技术（CT 等检查手段、治疗方法、药物等）的不断发展，医疗服务水平也在不断提高，人们对医疗安全性问题也越来越重视，从经验医疗、循证医疗到精准医疗、基因医疗，从医生、医技到护理人员的资质要求，从医疗机构设置到发展的严格监督，都体现了人们对医疗质量及其安全性的不断追求。基本医疗服务安全性的主要要求：一是针对诊疗和慢病管理制定临床和非临床的路径指导，以规范医疗服务行为；二是基于临床路径和医疗大数据，建立医疗服务安全性和绩效的评估指标和评价体系（如 DRGs、VBR），以评判医疗服务行为的质量和绩效，特别是要培育基层医疗机构的首诊、慢病管理、保健服务能力。

3. 基本医疗服务的可支付性

可支付性即指在定价合理、社会互济的基础上人人可以支付得起的制度安排。可支付也是实现可及性的必要条件之一。例如，一次手术费用为 5 万元人民币，医疗保险基金支付了 4 万元，个人支付 1 万元，这是大多数家庭可以支付的。对于一个年收入 5 万元的家庭来说，一旦患了需要花费 30 万元的重大疾病或需要动一个大手术，那就是灾难性支出。如果没有社会互济的制度安排，这个家庭将陷入家破人亡的困境。医疗服务非交易，建立第三方支付的社会互济基金和补偿制度（Compensation），既要合理补偿医疗服务，又要保障国民基本医疗服务需求，这是人类文明的产物。依法建立基本医疗服务的补偿机制，包括可持续的筹资制度和具有激励相容效果及战略意义的服务支付机制[1]，该机制已写入国家宪法并成为国家义务。

二、医疗保障的实践模式

在 WHO 的 194 个成员国中，有 114 个国家制定了医疗保障法律和制度，其保障模式主要有如下四种。

（一）免费医疗模式

以英国为代表的财政责任型国家免费首诊和住院医疗模式，即国家医疗服务体系（National Health Service，NHS）。在 114 个成员国中，约有 38 个国家选择这类模式，占总数的 33.33%。英国在 1946 年颁布实施了《国家卫生服务法》，将全境分为 10 个健康服务战略区，NHS 的医院免费提供住院服务（门诊药费自理）；分 151 个大社区提供首诊服务（General Practitioner，GP），财政预算用于支付首诊医生和专科医生的工资，门诊药费由患者自理。第一个病人于 1948 年 7 月 5 日享受了免费治疗。1997 年以后将 NHS 的预算改革为信托基金，对 NHS 的医疗机构实行绩效管理，对 GP 实行人头包干付费制。

（二）社会互济模式

以德国为代表的社会互济型医疗保险模式，包括社会医疗保险计划和商业健康保险计划。在 114 个成员国中，约有 74 个国家选择了这类模式，占总数的 64.91%。德国在 1883 年颁布实施了《雇员医疗保险法》，按照企业、行业和地区由雇主和雇员缴费建立社会医疗保险基金，目前费率为工资总额的 14%，雇主雇员各自承担 50%；鼓励高收入的人群选择商业健康保险计划，支付较高的保险费，同时享有较高的待遇，购买商业健康保险的费用可以在税前列支。与政府签约的医疗机构可以得到财政补贴，其余收入由医疗保险基金支付；2013 年以后实行 DRG‑PPS 支付制度。

（三）自储公助的家庭储蓄模式

以新加坡为代表的自储公助型家庭储蓄模式，只有新加坡和马来西亚等国家实行

---

① 赵斌等："城乡居民医保制度整合背景下强化经办机构购买能力的思考"，《卫生经济研究》，2016（4）：10~14 页。

这类模式。根据新加坡《公积金法》，每个雇主和雇员均建立开放、医疗和养老三个账户，公积金费率为工资的36%，雇主承担20%，雇员承担16%；根据雇员的年龄将6%、7%、8%和8.5%划入家庭医疗储蓄账户（可以升级大病统筹、商业保险），用于支付住院费用。政府出资建设东区和西区两大公益医院，委托新加坡医院集团和新加坡国家医院集团管理运营，包括支付医务人员工资。

（四）社保商保双轨制模式

社保商保双轨制模式以美国老遗残社会医疗保险计划和雇主雇员商业健康保险计划的双轨制为代表。美国在1964年修订《老遗残社会保障法》，增设了老遗残医疗保险（Medicare）及学生、公务员和困难人群的医疗救助（Medicaid）项目，工薪税率为6.4%，雇主雇员各自承担50%。此外，雇主在税前列支为其雇员购买的商业健康保险费用，人均年保费接近1万美元。

医疗保障财务和基金主要有三种运营模式：一是政府设立非营利机构，实行收支两条线的封闭运营模式，如英国NHS信托基金、中国社会保障基金理事会等，其管理经办、人员费用和系统建设等资金全部由财政拨款；二是法定社会自治机构，依法规定管理成本（在法国和德国均为医疗保险基金当期收入的5%）并计入社会保险基金；三是政府购买社会组织的服务，按照医疗保险基金当期收入的一定比例（在美国为医疗保险基金当期收入的3%）支付服务费用，社会组织可以有盈余，且用于事业发展，没有股东参与分配。后两者均具有社会企业的特征。

本章小结

本章综述了如下三个问题，为研究医疗体制改革与商业健康保险的发展问题奠定基础。

第一，从人口老龄化现象和银色经济概念切入，综述了健康管理的内容、体系和发展趋势；

第二，从国家卫生发展规划入手，综述了医疗服务需求与供给问题、医疗机构的外部规划和内部组织架构，以及医务人员的分类；

第三，综述了医疗保障的基本原理、"铁三角"定理和主要模式。

思考题

1. 观察伴随人口老龄化国民医疗与健康支出的增量和结构变化，理解这些变化对经济社会发展的影响。

2. 综述在银色经济时代，医疗服务体系、医疗服务内容和医疗机构的变化与发展规律，以及这些变化对医疗体制改革和商业健康保险发展的影响。

专业术语

1. 健康管理（Managed Care）：一项针对个人及群体的健康进行全面监测、分析评估、咨询指导以及对危及健康因素进行干预，以预防和控制疾病发生概率、提高居民生命质量的社会活动的总称。

2. 卫生规划（Health Plan）：指国家根据经济发展、人口结构、地理环境、卫生与疾病状况、不同人群需求等多方面因素制定国家和区域卫生发展方向、模式与目标，以及合理配置和培植卫生资源、合理布局不同层次、不同功能、不同规模的卫生机构，实现卫生总供给与总需求基本平衡目标的指导纲领和行动计划。

3. 医疗服务（Health Service）：指保障公民健康的个性服务，主要包括由医疗机构、药品供应、医疗器械供应和维护等构成的疾病治疗和康复服务，具体包括门诊治疗、住院治疗、药物治疗、手术治疗、心理治疗及治疗后的康复护理等。

4. 医疗机构（Medical Institution）：是医务人员提供医疗服务的平台，包括医院、康复院、护理院，以及医院内部的门诊区、日间手术区、住院区、检测检验、影像中心、药房、病案室，以及教学科研、行政管理和后勤保障等。

5. 医疗保障（Health Security）：即让人人享有合理的基本医疗服务，具有可及性（可获得，Access）、安全性（可信任，Quality）和可支付性（可消费，Cost）三个基本原则。

第二章

中国医疗保障制度的创建与发展

本章将中国医疗保障制度的发展历程分为三个阶段，劳动保险时代的医疗保障、社会保险时代的医疗保障和商业保险参与的医疗保障，并分别阐述各个阶段的医疗保障制度内容，为研究医疗体制改革与商业健康保险的发展奠定基础。

具有社会互济性的基本医疗保险是中国医疗保障的模式选择。新中国成立之后，我国医疗保障模式在苏联国企责任模式和德国劳资合作之间曾经有所徘徊，最后走向政府、单位、职工和居民合作的，以社会医疗保险为主，辅之以社会医疗救助、商业健康保险为补充的多层次医疗保障模式。

第一节　劳动保险时代的医疗保障

新中国成立初期至改革开放前，公费医疗制度和劳保医疗制度构成了我国城镇职工医疗保障制度的主体部分。公费医疗面向国家机关、事业单位的工作人员和部分学生，医疗费用由国家预算的医药费拨付，卫生部门统一管理和支付。劳保医疗面向国有企业和包括县以上大集体企业的职工，对其因病或非因工负伤，按规定享受医药费用补助，医药保险基金来源于按工资总额一定比例提取的职工福利费。

一、公费医疗制度

20 世纪 50 年代初，我国针对国家机关和事业单位等工作人员建立起了国家保险型的社会医疗保障制度，也称公费医疗制度。1952 年，原政务院颁布《关于全国各级人民政府、党派、团体及所属事业单位的国家工作人员实行公费医疗预防的指示》，规定公费医疗的保障对象为国家机关和事业单位的工作人员和离退休人员、大专院校的在校学生和复员退伍返乡二等乙级以上革命残废军人，经费来源于各级财政，医疗费用由各级人民政府领导的卫生机构按照各单位编制人数按比例分配，统收统支，其保障范围包括门诊、住院所需的诊疗费和手术费、住院费、门诊费或住院期间经医师开具处方的药费，而个人负担的部分包括住院的膳食费和就医的路费。

二、劳保医疗制度

20 世纪 50 年代，我国建立了针对企业职工的保险型医疗保障制度，称为劳保医疗制度。1951 年，借鉴苏联的国营经济和单位责任的福利模式，原政务院颁布《中华人民共和国劳动保险条例》，确立了劳动保险型医疗服务和医疗保障模式。主要内容如下：（1）企业出资为工资总额的 3%，1954 年民族企业被改造之后，转换为国营企业缴费，一个职工参保全家收益，医疗服务基本免费（收取挂号费）；（2）大型企业具有举办公立医疗机构的责任，政府举办社区医疗机构，国家举办医学中心，由此形成了严格的分级诊疗秩序；（3）劳保医疗基金的经办机构是企业工会和地方工会，实行"坐地收支、结余上缴、各级调剂"的自治管理模式。劳保医疗的保障项目是职工因病或非因工负伤在企业医疗所、医院、特约医院医治所需的诊疗费、住院费、手术费及普通药费。职工个人负担贵重药费、住院的膳食费及就医路费，职工所供养的直系亲属可以享受一半的医疗保障待遇。

公费医疗和劳保医疗制度的建立为职工提供了基本的医疗服务需求，提高了职工的健康水平。但是，这种传统的医疗保障体制也暴露出很多问题，特别是职工医疗费用由国家和单位全包全揽，缺乏自我约束机制，医疗资源浪费严重，医疗费用过快增长，给国家财政和企业发展带来了沉重负担。因此，1957 年国家开始调整医疗政策，周恩来总理在中共八届三中全会上做了《关于劳动工资和劳保福利问题的报告》，针对干部医疗服务滥用问题，规定了 10 种不得报销的情形。1965 年，财政部、卫生部发布的《关于改进公费医疗管理问题的通知》和劳动部、全国总工会发布的《关于改进企业职工劳保医疗制度几个问题的通知》进行了一系列约束医疗需方的改革，变国家全包为国家为主、个人少量负担（挂号费、出诊费、营养滋补药品费用）的管理方式。针对实践中的人为浪费问题，规定了部分医疗服务的特批和自理制度，此后直到改革开放初期，医疗保障制度基本没有较大改动①。

三、城镇职工医疗保险制度的改革试点

改革开放以来，随着我国经济体制从计划经济向社会主义市场经济的转型，传统医疗保障制度的内在缺陷开始凸显，国家在坚持保证基本医疗、合理利用资源、克服浪费的前提下，对公费医疗和劳保医疗制度进行了改革探索。

1978～1985 年，公费医疗和劳保医疗的享受人数由 8 400 万人增加到 12 200 万人，由于职工所享受的医疗服务几乎免费，缺乏有效的控费和制约机制，导致不合理的医疗需求急剧增加。国家针对需方采取了系列规制措施，比如，要求个人支付少量的医疗费用，分担比例约为 10%～20%。1985 年，改革的重心转向了公立医院，加强对供方约束。1985 年是医改元年，国务院批转了卫生部于 1984 年起草的《关于卫生工作改革若干政策问题的报告》，提出"必须进行改革，放宽政策，简政放权，多方集资，开阔发展卫生事业的路子，把卫生工作搞好"。但是，这一阶段的改革做法基本上是"只给政策不给钱"。在政策的引导下，公立医院机构过度提供医疗服务，逐利性倾向开始出现。这一阶段针对供方开始的规制政策包括：改革支付方式，将经费按享受人数和定额标准打包给医院，节支留用，超支分担，激励医院主动控制成本和费用开支；改变以往医疗经费和医院利益分离的情况，用合同的形式来明确医疗服务定点单位的责任、服务范围、质量要求、收费标准、付费方式等，通过订立合同的方式引入竞争机制，控制医院的过度服务。

在 1989～1998 年，城镇职工医疗保险改革进入了以"统账结合"为重点的医疗保险改革试点阶段。1989 年 3 月，国务院颁布《国家体改委 1989 年经济体制改革要点》，确定以丹东、四平、黄石、株洲为医疗保险试点城市。同年，卫生部、财政部印发了《公费医疗管理办法》，加强对公费医疗的管理。1992 年，广东省深圳市政府颁布了《深圳市社会保险暂行规定》，实行全市统一的社会医疗保险制度，在全国率先开展职工医疗保险改革。1993 年，十四届三中全会通过了《关于建立社会主义市场经济体制若干问题的决定》，确定"城乡职工养老和医疗保险由单位和个人共同负担，实行社会统筹和个人账户相结合"的医疗保险改革方向。1994 年，国家体改委、财政部、劳动部、卫生部共同制定了《关于职工医疗制度改革的试点意见》，经国务院批准，在江苏省镇江市、江西省九江市进行试点。1995 年，海南省以地方立法形式通过了《海南经济特区城镇从业人员医疗保险条例》，开始医疗保险改革。1996

---

① 刘丽杭："中国医疗保障制度发展的历史回顾"，《湖南医科大学学报（社会科学版）》，1999（1）：57～61 页。

年，国务院办公厅转发了国家体改委等四部委《关于职工医疗保障制度改革扩大试点的意见》，根据统一部署，1997 年医疗保障试点工作在全国范围内选择 58 个城市推行职工医疗保险改革。由此，医疗保险制度改革试点出现了多种模式，即以深圳为代表的"混合模式"，以镇江、九江为代表的统账结合的"两江模式"，以海南省为代表的"板块式"模式和以青岛、烟台为代表的"三金管理"模式。

四、农村合作医疗保险制度的建立与衰退

在劳动保障时代，农村地区的医疗保障主要以农村合作医疗制度为主。采用"合作制"的办法解决医疗保障问题最早可追溯至抗日战争时期。在毛泽东同志的倡导下，当时延安各种形式的合作社（包括生产合作，消费、运输合作，信任合作等）应运而生，医药合作社（卫生合作社）也在该背景下诞生。新中国成立伊始，为了解决广大农村无医无药的问题，东北各省也曾积极提倡采用合作制和群众集资方式举办基层卫生组织，成为我国农村合作医疗的雏形。

在 1955 年农业合作化高潮时期，山西省高平县米山联合保健站，在农业保健站中最先实行了"医社结合"，并采取由社员群众出"保健费"和生产合作公益金补助相结合的办法建立起集体保健制度。1968 年，毛泽东批转了湖北省长阳县乐园公社办合作医疗的经验，在全国掀起了大办合作医疗的热潮。1978 年，合作医疗被列入五届人大通过的《中华人民共和国宪法》。1979 年，卫生部、农业部、财政部等部委下发了《农村合作医疗章程（试行草案）》，对合作医疗制度进行了规范。1980 年，全国农村约有 90% 的行政村实行了合作医疗制度。"合作医疗"制度、合作社的"保健站"和"赤脚医生"队伍，成为新中国解决广大农村缺医少药的三件法宝。合作医疗制度对开展农村爱国卫生运动、计划生育、儿童免疫、控制传染病和地方病等公共卫生计划，发挥了积极作用。从 20 世纪 50 年代至 80 年代，农村儿童的死亡率大幅下降，城乡人口死亡率的差距逐渐缩小，城乡居民的平均寿命迅速提高。

但是，到了 20 世纪 80 年代，随着经济体制改革的开始，农村实行以家庭为主要生产单位的联产承包责任制、合作医疗制度由于资金主体缺位而纷纷解体。至 1989 年，实行合作医疗制度的行政村只占全国行政村的 4.8%。至 20 世纪 90 年代初，全国仅有上海和苏南地区还实行合作医疗。"初级卫生保健"工作从 1980 年开始在我国农村实施，目标为完善农村三级医疗卫生预防保健网络、改善农村卫生基础设施建设与卫生环境、加强对乡村医生队伍的正规培训等。虽然初级卫生保健工作取得了一定成效，但因合作医疗的滑坡导致农村医疗保障缺失，所以"初级卫生保健"工作未能解决农民"看病难"问题。从 20 世纪 90 年代开始，国家更加重视农村医疗保障，为农村合作医疗制度的发展提供了良好的政策引导。但这一轮农村医疗改革并未

取得很好成效，根据卫生部的数据，1996 年 2 月农村合作医疗的覆盖率仅为 10% 左右，1997 年底合作医疗所覆盖的行政村仅占全国行政村的 23.57% 和全国农村人口的 22.23%。根据卫生部 1998 年"第二次国家卫生服务调查"结果，全国农村人口中享有某种程度医疗保障的人口只占 12.56%，其中，合作医疗为 6.5%，虽高于 20 世纪 80 年代末的 5%，却远远低于 70 年代 90% 以上的覆盖率。调查显示，1998 年，农村人口自费医疗的比重高达 57.44%，绝大多数农村居民成了完全的自费医疗群体，"因病致贫""因病返贫"现象日趋严重。

但总体而言，20 世纪 50 年代至 80 年代，农村从个体经济走向集体经济，合作医疗制度按照"风险分担、互助共济"的原则，以人民公社集体出资出力的方式，实现了"小病不出村、大病不出乡，人人皆有公卫和医药"的目标，被世界银行和世界卫生组织誉为"发展中国家解决卫生筹资的唯一成功的范例①"。

第二节　社会保险时代的医疗保障

1998 年 11 月，国务院在北京召开全国医疗保险制度改革工作会议，在总结各地试点工作经验的基础上颁发了《关于建立城镇职工基本医疗保险制度的决定》（国发〔1998〕44 号），正式在全国范围内推行社会医疗保险制度，实现从免费型劳动保险向缴费型社会医疗保险转型。

一、社会医疗保险的初级阶段

（一）城镇职工基本医疗保险制度的建立

1998 年《关于建立城镇职工基本医疗保险制度的决定》明确了医疗保险制度改革的目标任务、基本原则和政策框架，2000 年国务院《关于完善城镇社会保障体系的试点方案》强调了积极开展城镇职工基本医疗保险制度的改革试点，由此，我国城镇职工医疗保险制度进入了全面发展阶段。

城镇职工基本医疗保险制度主要表现在覆盖面的扩大上。1999 年，国务院办公厅和中央军委办公厅联合发布了《中国人民解放军军人退役医疗保险暂行办法》，并规定国家实行军人退役医疗保险制度，设立军人退役医疗保险基金，对军人退出现役

---

① 曹普："人民公社时期的农村合作医疗制度"，《中共中央党校学报》，2009（6）：78~83 页。

后的医疗费用给予补助。1999 年，原劳动和社会保障部做出了《关于铁路系统职工参加基本医疗保险有关问题的通知》，该方案引导铁路系统职工由原来的劳保医疗制度向社会医疗保险转变。原劳动和社会保障部于 2003 年 5 月出台了《关于城镇职工灵活就业人员参加医疗保险的指导意见》，并于 2004 年 5 月出台了《关于推进混合所有制企业和非公有制经济组织从业人员参加医疗保险的意见》，将灵活就业人员、混合所有制企业和非公有制经济组织从业人员以及农村进城务工人员纳入医疗保险范围。

从 2006 年开始，医疗保险制度将农民工列为覆盖人群。2006 年 3 月 27 日，国务院出台了《关于解决农民工问题的若干意见》，提出要积极稳妥地解决农民工社会保障问题。2006 年 5 月，劳动和社会保障部发布了《关于开展农民工参加医疗保险专项扩面行动的通知》，提出"以省会城市和大中城市为重点，以农民工比较集中的加工制造业、建筑业、采掘业和服务业等行业为重点，以与城镇用人单位建立劳动关系的农民工为重点，统筹规划，分类指导，分步实施，全面推进农民工参加医疗保险工作。"2010 年 10 月，《社会保险法》出台，明确规定基本医疗保险的覆盖范围既包括城镇所有用人单位（企业、机关、事业单位、社会团体、民办非企业单位）及其职工，也包括无雇工的个体工商户、未在用人单位参加职工医疗保险的非全日制从业人员及其他灵活就业人员。

除了扩面外，城镇职工医疗保险制度还扩大了医保报销的覆盖范围和报销比例。2009 年 3 月 18 日，国务院发布的《医药卫生体制改革近期重点实施方案（2009～2011 年)》提出，加快推进基本医疗保障制度建设，提高保障水平，逐步提高住院报销比例，扩大门诊报销范围和提高报销比例；规范基金管理，合理地控制医疗保险基金结余。由此，各地纷纷扩大报销范围，并提高报销水平。

（二）城镇居民基本医疗保险制度的建立

2006 年，十六届三中全会提出"扩大基本医疗保险覆盖面"，其通过的《中共中央关于构建社会主义和谐社会若干重大问题的决定》进一步提出"建立以大病统筹为主的城镇居民医疗保险"。从 2004 年下半年起，原劳动和社会保障部开始探讨建立城镇居民医疗保障制度，并在 2005 年进行了为期一年多的方案设计，一些地方试点工作也陆续展开。

2007 年 4 月，温家宝总理主持召开国务院常务会议，决定开展城镇居民基本医疗保险制度试点，并明确 2007 年在有条件的省份选择一两个市，进行建立以大病统筹为主的城镇居民基本医疗保险制度试点。2007 年 7 月，国务院颁布《关于开展城镇居民基本医疗保险试点工作的指导意见》，决定从 2007 年下半年开始启动试点工作，探索和完善城镇居民基本医疗保险的政策体系，形成合理的筹资机制、健全的管理体制和规范的运行机制，逐步建立以大病统筹为主的城镇居民基本医疗保险制度。2008 年，国家总结试点经验并推广。2010 年，在全国全面推开试点，逐步覆盖全体城镇非从业居民。同时，由于医疗保险基金被误定义为"福利基金"，出现了"碎片化"支出倾向，包括诊疗费、门诊药费、体检费等，弱化了医疗保险基金分担参保人费用风险的功能。

（三）新型农村合作医疗制度的建立

21 世纪以来，针对传统农村合作医疗体系在 20 世纪 80 年代以后全面萎缩，广大农村地区缺乏医疗保障，城乡卫生服务均等化水平差距拉大，农村居民"因病致贫""因病返贫"的问题突出，国家开始着力推行新型农村合作医疗制度建设，解决农村居民的看病问题。

2002 年 10 月，中共中央、国务院召开全国农村卫生工作会议，出台了《中共中央国务院关于进一步加强农村卫生工作的决定》，确定了新时期农村卫生工作的目标任务和政策措施，提出要对农村贫困人口实施医疗救助，并逐步建立新型农村合作医疗制度。到 2010 年，在全国农村基本建立起适应社会主义市场经济体制要求和农村经济社会发展水平的农村卫生服务体系及农村合作医疗制度。随后，转发卫生部、财政部、农业部《关于建立新型农村合作医疗制度意见的通知》，提出从 2003 年起各省、自治区、直辖市至少选择两至三个县（市）先行试点，取得经验后逐步推开；到 2010 年实现在全国建立基本覆盖农村居民的新型农村合作医疗制度的目标，减轻农民看病的经济负担，提高农民的健康水平。2004 年，国务院办公厅转发卫生部等部门《关于进一步做好新型农村合作医疗试点工作指导意见的通知》，经过两年试点后，2006 年 1 月，卫生部等七部门联合下发《关于加快推进新型农村合作医疗试点工作的通知》，对新型农村合作医疗制度进行了充分肯定，明确推进新型农村合作医疗试点工作的目标和要求，要到 2007 年使全国试点县（市、区）数量达到全国县（市、区）总数的 60% 左右；2008 年全国基本推行；2010 年，实现新型农村合作医疗制度基本覆盖农村居民的目标；加大中央和地方财政的支持力度，不断完善合作医疗资金筹集和监管机制，科学合理地制定和调整农民医疗费用补偿方案，加强合作医疗管理能力建设，继续加强农村药品监督和供应网络建设，加快推进农村卫生服务体系建设等。

（四）城乡医疗保险制度的一体化发展

实现城乡居民医保制度一体化是体现制度公平可及，提升城乡居民医疗服务利用水平和保障水平，提高群众的制度保障获得感和幸福感，提高公共服务效能，降低公共管理成本，增强医保基金的互助共济能力的重要举措。

2012 年 3 月 21 日，国务院颁布《关于印发"十二五"期间深化医药卫生体制改革规划暨实施方案的通知》（国发〔2012〕11 号），提出加快建立统筹城乡的基本医疗保险管理体制，探索整合职工医保、城镇居民医保和新农合制度管理职能和经办资源。2012 年 11 月 8 日，党的十八大报告提出"统筹推进城乡社会保障体系建设，坚持全覆盖、保基本、多层次、可持续方针，以增强公平性、适应流动性、保证可持续性为重点，全面建成覆盖城乡居民的社会保障体系，整合城乡居民基本养老保险和基本医疗保险制度"。

2016 年 1 月，国务院颁布《关于整合城乡居民基本医疗保险制度的意见》（国发〔2016〕3 号），要求整合城镇居民医疗保险和新型农村合作医疗两项制度，建立统一的城乡居民基本医疗保险，提出整合基本制度的政策范围，包括统一覆盖范围、统一筹资政策、统一保障待遇、统一医保目录、统一定点管理、统一基金管理，并要求各省（市、自治区）于 2016 年 6 月底前完成整合的规划和部署。2016 年 10 月，人社部印发《关于深入学习贯彻全国卫生与健康大会精神的通知》，要求加快推动城乡基本医保整合，2017 年开始建立统一的城乡居民医保制度。

在地方实践过程中，为了克服城乡居民医疗保险制度分设、管理分散的弊端，全国各地区很早就开始了统一城乡居民基本医疗保险制度的实践探索。广东省在推进医保城乡一体化方面走在全国其他省份前面，从 2004 年就开始探索医疗保险城乡统筹。2004 年，东莞市实现了城乡居民医保制度整合，2008 年又进一步将城乡居民医保和职工医保整合成覆盖城乡各类人群、统一的基本医疗保险制度。2016 年 10 月 10 日，广东省人社厅发布《广东省医疗保险城乡一体化改革指导意见（征求意见稿）》，提出整合职工基本医疗保险和城乡居民基本医疗保险，建立城乡一体、层次多元、公平和谐、惠民高效的社会医疗保险制度，统一覆盖范围、统一筹资标准、统一待遇水平、统一基金管理、统一经办服务，基本医疗保险参保率稳定在 98% 以上。2007 年，重庆市结合统筹城乡综合改革配套试验区建设，按照"一个平台、两个标准、城乡统筹、资源共享"原则，开展城乡居民合作医疗保险试点，建立了城乡一体化的居民医疗保险制度。2010 年 10 月，宁夏回族自治区决定整合城镇居民医保和"新农合"，建立全区域城乡居民基本医疗保险制度，实现制度框架、管理体制、政策标准、支付结算、信息系统、经办服务"六统一"。

截止到 2016 年底，全国已有包括北京、天津、河北、内蒙古、上海、浙江、江西、山东、河南、湖北、湖南、广东、广西、重庆、云南、陕西、青海、宁夏、新疆和新疆建设兵团在内的 20 个省市区对建立统一的城乡居民医保制度进行了总体规划部署或已全面实现整合。其中，天津、上海、浙江、山东、广东、重庆、宁夏、青海和新疆建设兵团已全面实现制度整合，河北、湖北、内蒙古、广西、云南等省份明确从 2017 年起执行，北京明确 2018 年 1 月实现"二合一"。制度的统一要求同时整合经办资源，统一信息系统和经办管理服务体系。目前，各地在经办服务和信息化建设方面的改革正在如火如荼地进行。

综上所述，1998～2014 年，根据国务院 44 号文件，中国完成了由劳动保险免费医疗向缴费型社会医疗保险的转型。医疗保障制度建设与改革的主要内容及评价可归纳为：

（1）覆盖城镇所有用人单位及其职工，基本医疗保险费由用人单位和职工双方共同负担，用人单位费率为工资总额的 6%、职工个人费率为个人工资的 2%；

（2）实行属地管理，地市政府建立基本医疗保险基金，基本医疗保险基金实行社会统筹和个人账户相结合，用人单位缴费的 70% 计入统筹基金、30% 计入个人账户，职工个人缴费全部计入个人账户，2010 年颁布的《社会保险法》未提个人账户；

（3）2005 年，居民医疗保险采取政府补贴和居民缴费相结合的筹资模式，激发了居民参保的积极性，目前居民医保城乡一体化改革正在推进，制度内的公平性问题正在改善；

（4）由定点（后改为协议）医疗机构和药店提供基本医疗服务，社会医疗保险基金按照服务目录和分担比例补偿医疗机构，医疗机构向患者提供支付清单，包括统筹基金支付部分、个人支付部分、个人自费部分等；

（5）社会医疗保险基金依法由人社部门设定的医疗保险经办机构管理，由地方社会保险基金监管委员会监督，接受国家审计部门的检查，定期向社会发布信息披露报告；

（6）1998～2014 年，社会医疗保险的支付方式主要为总额预算和总额控制下的数量付费法，包括人头人次床日等，在一定程度上抑制了医疗费用的不合理增长，但医疗保险经办机构基本在医院门外工作，由于医疗信息不对称，难以控制大处方的发生，存在医疗资源和医保资金滥用的现象。

2015 年，基本医疗保险覆盖了 13 亿人口，2016 年得到了国际社会保障协会的认可和赞许。2018 年，国家组建了医疗保障局，以促进医疗保障一体化管理体制和运行机制的建设。总之，在这十几年里中国完成了从免费医疗到缴费型社会医疗保险的转型，医疗保障事业的发展与改革成就显著。

二、"一法两规"的社会治理架构

党的十九大报告提出："全面依法治国是国家治理的一场深刻革命，必须坚持厉行法治，推进科学立法、严格执法、公正司法、全民守法。"依法即指有法可依，治理即指利益相关人长期合作和实现共赢的制度安排与实施过程。长期合作的运行机制即合作协议，属于社会契约范畴。实现共赢的必要条件有两个：一是信息对称的对话平台；二是激励相容的分配政策。在国民健康理念日益强化和健康支出不断增加的今天，建立并完善医疗保险法治，既是深化依法治国在医疗保障领域应用的重要组成部分，也是实现医改目标的必由之路。

发生在医疗服务和医疗保险领域的社会关系均具有群体性特征，属于社会法的调整范畴，社会契约、激励机制等软法工具的应用十分重要。"一法"即指《中华人民共和国社会保险法》，"两规"即指人力资源和社会保障部《关于进一步加强基本医疗保险医疗服务监管的意见》（人社部发〔2014〕54 号，以下简称"54 号文件"）和国务院办公厅下发《关于进一步深化基本医疗保险支付方式改革的指导意见》（国办发〔2017〕55 号，以下简称"55 号文件"）。

《社会保险法》第 31 条规定："社会保险经办机构根据管理服务的需要，可以与医疗机构、药品经营单位签订服务协议，规范医疗服务行为。医疗机构应当为参保人员提供合理、必要的医疗服务。"该条文的法治意义有两点：一是依法界定了医疗保险法治的目标，与医疗保险订立服务协议的医疗机构应当为参保人员提供合理、必要的医疗服务；医疗保险的支付方式应当引导医疗机构提供合理的、必要的医疗服务，否则可以拒付。二是依法确定了医疗保险法治的原则，在医疗保险和医疗机构之间建立社会契约型合作机制，即医疗服务协议。医疗服务协议的甲方为医疗保险经办机构，即支付代理人；乙方为医疗服务机构，即健康管理代理人；二者均为代理方。

基于社会保险法规定的目标和原则，2014 年的 54 号文件提出，强化医疗保险医疗服务监管，优化信息化监控手段，将监管对象延伸至医务人员。从此，借助智能审核工具，医疗保险经办机构人员走进医疗机构、护士工作站和医生工作站，搭建了三医联动的对话平台，解决了信息不对称问题。2017 年的 55 号文件提出，建立区域性医疗保险基金的预算预付制度，选择部分地区开展按疾病诊断相关分组（DRGs）点数法付费试点，建立医保对医疗行为的激励约束机制以及对医疗机构内生的控制机制，激励相容的医保支付方式在金华等城市落地。综上所述，"一法两规"明确了医疗服务治理的目标、原则和法治架构（见图 2.1），这标志着中国医疗服务从重行政管理进入社会治理阶段。

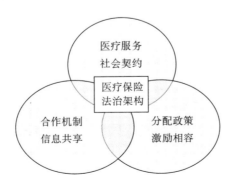

图 2.1　医疗保险法治架构

总之，从我国社会医疗保险制度的发展及改革历程来看，基本医疗保险制度从劳动保障进入社会保险时代，建立了实现人群全覆盖的"全民医保"制度体系，居民的健康保障水平得到了大幅度提升，建制成绩斐然。但目前仍然存在以下问题需要重点审视：

（1）存在"倒三角"的医疗服务供给与"正三角"的医疗服务需求之间的矛盾，需要坚持"以居民健康为中心"的改革理念，从体制层面进行突破；

（2）社会医疗保险与商业健康保险之间的边界不清，极大地压缩了商业健康保险的发展空间，需要坚持治理理念，在多层次医疗保障体系建构过程中，明确政府、社会与市场的角色定位，促进商业健康保险的有效发展；

（3）居民看病负担仍然严重，需要从机制建设层面真正发挥社会医疗保险的引擎作用，提高社会医疗保险的运行效率和管理效能，促进"三医联动"改革，降低参保人的看病负担。

第三节　商业保险参与的医疗保障

建立多层次的医疗保障体系需要发挥商业保险的补充作用，商业保险参与我国医疗保障事业也经历了一定的改革发展历程。

1949 年，随着第一家商业保险公司——中国人民保险公司的成立，我国的商业保健也相应诞生。但由于当时公费医疗占据主导地位，国民的生活水平较低，保险意识较弱，当时的商业健康保险发展较为缓慢。1985 年国务院颁发《保险企业管理暂行条例》，界定了保险管理机关的职责和保险企业的成立条件，明确了保险企业的偿付能力、保险准备金、再保险等事项。随后，平安保险、太平洋保险等保险企业相继成立，我国商业保险市场初步形成。20 世纪 90 年代，随着公费医疗制度的瓦解、国民生活水平的提高，社会大众对商业健康保险开始有了一定需求，这些商业保险公司开始对商业健康保险进行积极探索。

1999 年 1 月 13 日，在国务院颁布《关于建立城镇基本医疗保险制度的决定》（国发〔1998〕44 号）后，中国保监会发布《关于配合社会基本医疗保险体制改革有关问题的通知》（保监发〔1999〕7 号）（已失效），鼓励中国人寿保险、中国太平洋保险、中国平安保险、新华人寿保险、泰康人寿保险充分利用社会基本医疗保险制度改革契机，提供配套的商业医疗保险服务，承担"封顶线"以上部分的医疗费用支出责任。2002 年，修订后的《中华人民共和国保险法》从法律上明确了保险公司可经营健康保险业务，指出保险公司的业务范围包括财产保险业务和人身保险业务，其中，人身保险业务包括人寿保险、健康保险和意外保险等保险业务。

2002 年 12 月 26 日，中国保监会印发了《关于加快健康保险发展的指导意见》，鼓励商业保险公司开展健康保险业务，提出要通过建立健康保险专业管理机构、完善的健康保险产品体系、专门的健康保险核保和核赔体系、专业的健康保险精算体系和专业的信息管理系统，加强健康保险的专业化经营和管理。2005 年 10 月 26 日，中国保监会发布《关于完善保险业参与新型农村合作医疗试点工作的若干指导意见》，鼓励保险公司参与"新农合"工作，以"政府主办，保险公司提供经办业务"的方式参与到"新农合"的管理中，但保险公司只为试点地区"新农合"提供方案测算、报销管理、结算支付等管理服务，并不对基金盈亏承担责任。

2006 年 6 月 12 日，中国保监会颁布《健康保险管理办法》（保监会令〔2006〕8号）。该办法指出，健康保险是包括疾病保险、医疗保险、失能收入损失保险和护理保险在内的因健康原因导致的损失给付保险金的保险，同时明确界定了疾病保险等相关名词，规定了经营健康保险产品的保险公司条件，规范了保险公司所提供的商业健康保险产品的一些细节，提出了保险公司在销售商业健康保险时的行为规范，并且对精算过程提出了相关要求。这是第一部专门针对健康保险的监管规章，确定了对商业健康保险的监管标准，对规范和推动健康保险业发展发挥了重要作用，也为商业健康保险的发展奠定了良好基础。

2006 年 6 月 15 日，国务院颁布《关于保险业发展的若干意见》（国发〔2006〕23号），提出要统筹发展城乡商业健康保险，完善多层次医疗保障体系，支持商业保险机构投资医疗机构，发展适合农民的健康保险，探索商业健康保险机构参与"新农合"的管理方式，发展健康保险专业公司。2007 年 4 月 3 日，在中国保监会的指导下，由中国保险协会和中国医师协会合作发布了《重大疾病保险的疾病定义使用规范》，规定了各商业保险公司所推出的重大疾病保险，保障的人群是成年人（18 周岁以上），保障范围必须包括恶性肿瘤、急性心肌梗死、脑中风后遗症、冠状动脉搭桥术、重大器官移植术或造血干细胞移植术、终末期肾病等六种发生频率最高的重大疾病，其他疾病保险公司可以选择使用，但合同中涉及的疾病名称和定义必须使用标准定义，因此，明确和规范了重大疾病保险的 25 种重大疾病的名称和定义，为大病保险的发展提供了政策依据。

2008 年，中国保监会相继发布了《关于健康保障委托管理业务有关事项的通知》（保监发〔2008〕42号）和《关于保险业参与基本医疗保障管理工作有关问题的通知》（保监发〔2008〕60号），明确保险公司参与基本医疗保障的管理工作主要以健康保障委托管理业务为主，要求保险公司与委托方签订委托管理合同，并将产品在规定时间内向中国保监会备案，以及就开展委托管理业务范围内容、委托管理费用等事项进行了规定。

2009 年 6 月 11 日，中国保监会发布《关于保险业深入贯彻医改意见积极参与多层次医疗保障体系建设的意见》（保监发〔2009〕71 号），鼓励保险公司进一步丰富健康保险产品体系，参与基本医疗保险的经办管理，以此补充基本医疗保障，该文件明确了新医改以来商业健康保险的定位。

2010 年 2 月，国务院及其相关部委联合发布的《关于公立医院改革试点的指导意见》中提出："鼓励、支持和引导社会资本进入医疗服务领域，并允许商业保险机构参与公立医院的转制重组。"支持保险资金投资医疗机构，实现产业优势互补。

2012 年 3 月，《国务院"十二五"期间深化医药卫生体制改革规划暨实施方案》明确提出要积极发展商业健康保险，国家要完善商业健康保险产业政策，鼓励引导商业健康保险机构开发长期护理险、大病保险等基本医疗保险之外的险种，通过制定税收优惠等政策鼓励企业、个人购买商业健康保险，委托具有资质的商业健康保险机构进行社会基本医疗保险经办业务，优化商业健康保险服务流程、加强对商业健康保险的监管。

2013 年 9 月，国务院发布《关于促进健康服务业发展的若干意见》（国发〔2013〕40 号），提出要丰富商业健康保险产品，在完善基本医疗保障制度、稳步提高基本医疗保障水平的基础上，鼓励商业保险公司提供多样化、多层次、规范化的产品和服务；鼓励发展与基本医疗保险相衔接的商业健康保险，推进商业保险公司承办城乡居民大病保险，扩大人群覆盖面；积极开发长期护理商业险以及与健康管理、养老等服务相关的商业健康保险产品；推行医疗责任保险、医疗意外保险等多种形式医疗执业保险。2014 年 8 月 13 日，国务院发布《关于加快发展现代保险服务业的若干意见》（国发〔2014〕29 号），提出到 2020 年，保险深度（保费收入/国内生产总值）达到 5%，保险密度（保费收入/总人口）达到 3 500 元/人，保险的社会"稳定器"和经济"助推器"作用将得到有效发挥。

2016 年 8 月 23 日，中国保监会印发《中国保险业发展"十三五"规划纲要》，提出商业保险要积极参与社会保障体系建设，把商业保险建成社会保障体系的重要支柱，使保险逐步成为个人和家庭商业保障计划的主要承担者、企事业单位发起的养老健康保障计划的重要提供者、社会保险市场化运作的主要参与者。2016 年 12 月 27 日，国务院发布《"十三五"卫生与健康规划》（国发〔2016〕77 号），提出要加快发展商业健康保险，鼓励企业和个人通过参加商业保险及多种形式的补充保险解决基本医保之外的需求，鼓励商业保险机构积极开发与健康管理服务相关的健康保险产品，加强健康风险评估和干预，加快发展医疗责任保险、医疗意外保险，探索发展多种形式的医疗执业保险。2017 年 5 月 16 日，国务院办公厅印发《关于支持社会力量提供多层次多样化医疗服务的意见》（国办发〔2017〕44 号），提出鼓励商业保险机构和健康管理机构联合开发健康管理保险产品，加强健康风险评估和干预，支持商业保险机构和医疗机构共同开发针对特需医疗、创新疗法、先进检查检验服务、利用高值医疗器械等保险产品，加快发展医疗责任保险、医疗意外保险等多种形式的医疗执业保险，推动商业保险机构遵循依法、稳健、安全原则，以战略合作、收购、新建医疗机构等方式整合医疗服务产业链，探索健康管理组织等新型健康服务提供形式。

2017 年 11 月 15 日，中国保监会颁布《健康保险管理办法（征求意见稿）》，相比现行《健康保险管理办法》（2006 年实施），《征求意见稿》新增了"健康管理服务与医保合作"板块，要求保险公司"将健康保险产品与健康管理服务相结合，提供健康风险评估和干预，提供疾病预防、健康体检、健康咨询、健康维护、慢性病管理、养生保健等服务，降低健康风险，减少疾病损失"，同时严格限制"健康保险产品提供健康管理服务，其分摊的成本不得超过净保险费的 20%"。在经营管理方面，经中国保监会批准，除可以经营健康保险业务外，新增允许养老保险公司经营健康保险业务，同时要求保险公司经营健康保险业务应当成立专门健康保险事业部，并具备"建立健康保险业务单独核算制度""建立健康保险精算制度和风险管理制度""建立健康保险核保制度和理赔制度"等要求。

综上所述，在政府促进健康保险服务发展方面的政策催动下，各商业保险公司积极布局健康产业，传统的商业保险与健康医疗、养老保险逐渐结合，新型的"大健康、大养老"的产业链正逐步完善。数据显示，2013 年至 2016 年间，健康险业务原保险保费收入出现了快速增长。2013 年上半年，健康险业务原保险保费收入 586.47亿元，同比增长 25.8%；2014 年该业务实现原保险保费 892.92 亿元，同比增长52.25%；2015 年以及 2016 年分别实现原保险保费收入 1 245.88 亿元以及 2 359.33亿元，同比增速分别为 39.53% 以及 89.37%。在参与健康服务方面，保险业正在立体式推进，通过股权投资、政保合作、商保合作以及"健康险 + 健康管理"等方式布局健康产业。

本章小结

本章主要从制度变迁视角演绎了中国多层次医疗保障制度的发展历程，阐明了以下三个问题，为研究医疗体制改革与商业健康保险的发展提供现实观照。

第一，分别从公费医疗制度、劳保医疗制度、城镇职工医疗保险制度的改革试点和农村合作医疗保险制度的建立与衰退等四个方面，阐述了劳动保障时代我国医疗保障的发展及改革内容；

第二，从制度初级阶段和社会治理期两个视角，分别介绍了社会保险时代我国从免费型劳动保险向缴费型社会医疗保险转型的制度发展过程；

第三，介绍了作为补充作用的商业健康保险的改革发展历程。

思考题

1. 熟悉我国社会医疗保险从免费型向缴费型转型的制度发展过程，理解制度变迁的社会背景、改革内容及现实意义。

2. 在社会治理时代，医疗保险"一法两规"法治架构的主要内涵及面临的主要问题。

3. 在多层次医疗保障体系中，商业健康保险如何对接社会医疗保险并发挥其补充作用。

专业术语

1. 公费医疗（Socialized Medicine）：20 世纪 50 年代初，我国针对国家机关和事业单位等工作人员建立起的国家保险型社会医疗保障制度，称为公费医疗制度。

2. 劳保医疗（Labour - Protection Medical Care）：20 世纪 50 年代，我国针对企业职工建立的企业保险型医疗保障制度，称为劳保医疗制度。

3. 城镇职工医疗保险（Urban Employee Medical Insurance）：是为补偿劳动者因疾病风险遭受经济损失而建立的一项社会医疗保险制度，医疗保险费由用人单位和职工共同缴纳，医保基金由统筹基金与个人账户构成，实行属地化管理。

4. 农村合作医疗（Rural Cooperative Medical Care）：由我国农民（农业户口）自己创造的，采取"合作制"办法解决医疗保障问题的互助共济型医疗保障制度。农村合作医疗制度产生于 20 世纪 50 年代的农业合作化时期，在保障农民获得基本卫生服务、缓解农民因病致贫和因病返贫方面发挥了重要作用，被世界银行和世界卫生组织誉为"发展中国家解决卫生筹资的唯一成功的范例"，到 20 世纪 80 年代，随着经济体制改革的开始，由于资金主体缺位而纷纷解体。

5. 新型农村合作医疗（The New Rural Cooperative Medical Insurance）：指由政府组织、引导、支持，农民自愿参加，个人、集体和政府多方筹资，以大病统筹为主的农民医疗互助共济制度。新型农村合作医疗制度从 2003 年起在全国部分县（市）试点，到 2010 年逐步实现基本覆盖全国农村居民。

6. 居民医疗保险（Medical Insurance）：是整合城镇居民基本医疗保险和新型农村合作医疗两项制度，建立的统一城乡居民的基本医疗保险制度。2016 年 1 月，国务院颁布《关于整合城乡居民基本医疗保险制度的意见》（国发〔2016〕3 号），要求整合城镇居民医疗保险和新型农村合作医疗两项制度，建立统一的城乡居民基本医疗保险。

7. "一法两规"（The "Social Security Law" and the Regulations on "Intelligent Audit of Medical Insurance" and "Medical Insurance Payment Method Reform"）："一法"即指《中华人民共和国社会保险法》，"两规"即指人力资源与社会保障部《关于进一步加强基本医疗保险医疗服务监管的意见》（人社部发〔2014〕54 号）和国务院办公厅下发《关于进一步深化基本医疗保险支付方式改革的指导意见》（国办发〔2017〕55 号）。

8. 商业健康保险（Commercial Health Insurance）：是以被保险人的身体为保险标的，保证被保险人在疾病或意外事故所致伤害时的直接费用或间接损失获得补偿的保险，包括疾病保险、医疗保险、收入保障保险和长期看护保险。疾病保险指以疾病的发生为给付条件的保险；医疗保险指以约定医疗的发生为给付条件的保险；收入保障保险指以因意外伤害、疾病导致收入中断或减少为给付保险金条件的保险；长期看护保险指以因意外伤害、疾病失去自理能力导致需要看护为给付保险金条件的保险。

第三章 ..

医疗体制改革与健康保险发展

本章从价值取向切入，综述国家医疗体制改革的原则、目标和布局，阐述以居民健康为中心的医疗服务供给体制和人口老龄化条件下的医疗服务体系，为研究健康管理和商业健康保险的发展空间和战略奠定基础。

第一节　医疗体制改革的价值取向

以居民健康为中心进行医疗资源配置，构建人人享有的、可及的、安全的、可支付的基本医疗服务体系，提高国民健康素质和增强国家竞争力是各国医疗体制改革的共同目标和宗旨。

一、健康中心论

（一）医疗保障成为国家义务

医疗保障是工业革命后期的社会文明。1978 年，世界卫生组织（WHO）在阿拉木图会议上提出"让人人享有合理的基本医疗服务"的目标后，各国就从以下三个方面履行医疗保障义务：一是要覆盖全体国民，消除身份差别，妇女、儿童和老人是主要服务对象。此后 WHO 陆续出版年度报告，以评价各国公共卫生、基本医疗服务和老年护理的发展情况。二是要提供基本医疗服务，国家依法制定基本医疗服务包，包括诊疗目录、医疗服务设施设备目录、药品与医用耗材目录等，同时服务供给水平应当与国家经济发展水平相适应，包括大病特病，后来强调更加关注慢病管理。三是要建立合理的医疗服务供给体制机制，体制涉及价值取向、资源配置和管理模式，机制涉及价值取向、支付方式、绩效评估。

伴随经济发展和人口老龄化，卫生医疗支出占 GDP 的比重相对稳定，康复护理和健康管理支出相对增加，与医疗服务供给、健康产业和健康保险的发展具有相辅相成的正相关关系。

（二）健康经济成为发展战略

投资健康和建设安全未来，要在以人为本的发展原则中更加强调健康，并坚持技术进步与人文进步并重的发展战略。党的十八届五中全会公报提出了"健康中国"的发展战略。促进健康不仅能直接改善民生、生存环境和创造生产力，而且健康发展观会日益深入人心，并逐渐融入经济社会发展战略和政府的执政理念之中。国家卫生投入和医疗保障水平、居民医疗和健康管理消费支出将进一步提高，健康影响综合评价将日渐制度化，大健康产业将引领新一轮经济发展浪潮。

二、居民中心论

WHO 基于居民健康管理为中心的价值取向，推出了"可及性、合理性和可支付性"三大原则，也称"铁三角定理"。在奥巴马的医改原则中，将合理性进化为"可信任"。以居民健康为中心的"正三角"需求结构决定卫生医疗服务体系的正三角形架构。

（一）三角基是全科健康管理

首诊医疗机构和医务人员的主要工作包括健康管理、慢病管理和就医指导，也称全科服务。家庭医生签约制是推动基层医疗服务成长和培育医患信任关系的制度安排，建立该制度是起点不是终点。不要以一纸合同和人头费了之，要为基层医务人员送去"五件宝"，即智能医疗信息系统（可以购买社会资源）、健康管理和慢病管理服务包及其指导手册、职称系列与晋升机会、绩效考评机制和三元薪酬制度（人头费20%、项目费30%和疗效评估奖励50%）。另外，医共体建设的核心也应在基层，大医院的责任是辅助基层医疗机构发展，属地化解决看大病的问题，而不是"虹吸"普通门诊和慢病治疗。

（二）三角带是专科服务

专科医疗机构和医务人员的主要工作是疾病诊疗、康复和护理。专科服务的制度建设包括：国家卫生发展规划和医疗机构定位；医疗质量和成本的评价标准和评价方法；专科医疗机构和医务人员的补偿机制。例如，在评估某县级公立医疗机构时，如果一家妇幼保健医院近期增加了剖腹产手术，有了主任医师、正规手术室、病房和医护团队，但从评估中只能看到就诊人头人次和经济收入的增加，而见不到对临床能力和质量的评价（CMI）。医疗服务不同于餐馆、旅店看人头和看床位，看的是医疗服务的质量、数量、成本、难度和患者满意度，特别是在半径服务圈内是否能够完成应履职责，做到异地转诊就医量不超过10%。专科和综合医疗机构应按卫生规划制订发展规划和财务预算，发展服务项目（DRGs 或病种），获得费用偿付和绩效奖励（VBR），其中，50% 费用用于支付给医护人员，剩余 50% 费用用于医院进行成本控制。

（三）三角顶是专家指导

国家区域医疗中心和专家的主要工作是对疑难危重症诊断与治疗（含异地医疗信息平台建设），以及医学人才培养、临床研究、疾病防控、医院管理等，同时还代表区域顶尖水平要带动区域医疗、预防和保健服务水平提升，努力实现区域间医疗服务同质化。因而，应建立专家年薪制，辅之以科研经费和绩效奖励。

关于执行机制，在欧盟国家以社会治理为主，在美国以市场调节为主。在德国和法国，医疗机构一旦与政府签约即属于社会企业，要全面服从于和医疗保险基金的协议，认真履行职责和获取补偿，不能随意增加一个床位。我国在取消公立医院编制之后，卫生部门（或者医院管理局）应当建立医疗机构信息平台，引入第三方评估机制和医疗机构绩效评估记录，建立相关大数据统计和发布平台，以便引导医疗投资和患者就医，为财政和医保基金预算和支付方式改革奠定基础。

在实践中，一旦出现"倒三角"现象即说明国家的卫生体制偏离了以居民健康为中心的价值取向，发展大医院成为中心，引起医院接诊选择和患者就医秩序的混乱，继而引发"看病难"和"看病贵"的社会问题。我国"十三五"规划提出分级诊疗的医疗服务规划，就是要将这种错位的"倒三角"医疗服务体系纠正为"正三角"体系。"三分政策七分执行"，在改革目标明确以后，需要明确执行部门的责任机制和时间表。国家卫计部门及其相关部门的职责是以居民为中心构建健康管理和基本医疗服务半径圈的发展规划、人财物资源配置和执行机制。

第二节 以居民健康为中心的医疗供给体制

2009 年以来，我国医改的价值取向、目标和路径逐渐明确和清晰。在"十二五"

规划期间完成了部分医改目标，为制定和执行"十三五"规划奠定了基础。

一、中国医改的价值取向

（一）成绩与挑战

我国已经建立了由医院、基层医疗卫生机构、专业公共卫生机构等组成的覆盖城乡的医疗卫生服务体系。截至 2016 年底，我国有医疗卫生机构 98.34 万家，其中，医院 2.91 万家，基层医疗卫生机构 92.65 万家，专业公共卫生机构 2.49 万家，一个正三角形的卫生医疗服务体系正在形成。但是，在资源总量、布局结构、规划与体系建设方面，难以满足经济社会发展和人民群众日益增长的服务需求，急需深化改革。

《全国医疗卫生服务体系规划纲要（2015～2020 年)》（以下简称《纲要》）提出如下改革目标和原则：

1. 医疗卫生资源总量相对不足，质量有待提高

每千人口执业（助理）医师数、护士数、床位数相对较低。在执业（助理）医师中，大学本科及以上学历者占比不足 50%；在注册护士中，大学本科及以上学历者占比仅为 10% 左右。

2. 资源布局结构不合理，影响医疗卫生服务提供的公平与效率

西部地区医疗卫生资源质量较低，基层医疗卫生机构服务能力不足，利用效率不高；中西医发展不协调，中医药（含民族医药，下同）特色优势尚未得到充分发挥；公共卫生服务体系发展相对滞后。公立医疗机构床位占比近 90%，挤占基层医疗机构和社会办医的发展空间，就诊秩序仍以大医院为中心，形成倒三角现象。专科医院发展相对较慢，儿科、老年科、精神卫生、康复、老年护理等领域的服务能力较弱。

3. 医疗卫生服务体系碎片化，区域卫生规划缺乏前瞻性、权威性和执行力

政府对医疗卫生资源配置的宏观管理能力不强，资源配置需要进一步优化。各级公共卫生机构、医疗机构、康复护理和健康管理分工协作机制不健全，缺乏联通共享，服务体系难以有效应对人口老龄化、人口流动和日益严重的慢性病高发等健康问题，急需提高区域卫生规划的统筹作用和调控效力。

同时，云计算、物联网、移动互联网、大数据等信息化技术的快速发展，为优化医疗卫生业务流程，促进健康管理、社会医疗保险和商业健康保险的发展和提高服务效率提供了条件，必将推动医疗卫生、健康管理和医疗与健康保险服务模式、管理模式深刻转变。

（二）改革目标、原则和布局

到 2020 年，我国将实现如下医改目标：优化医疗卫生资源配置，构建与国民经济和社会发展水平相适应、与居民健康需求相匹配、体系完整、分工明确、功能互补、密切协作的整合型医疗卫生服务体系，为实现 2020 年基本建立覆盖城乡居民的基本医疗卫生制度和人民健康水平持续提升，奠定坚实的医疗卫生资源基础。为此，实现医改目标的主要原则如下：

1. 坚持健康需求导向

以健康需求和解决人民群众主要健康问题为导向，以调整布局结构、提升能级为主线，适度有序发展，强化薄弱环节，科学合理确定各级各类医疗卫生机构的数量、规模及布局。

2. 坚持公平与效率统一

优先保障基本医疗卫生服务的可及性，促进公平公正。同时，注重医疗卫生资源配置与使用的科学性与协调性，提高效率，降低成本，实现公平与效率的统一。

3. 坚持政府主导与市场机制相结合

切实落实政府在制度、规划、筹资、服务、监管等方面的责任，维护公共医疗卫生的公益性。大力发挥市场机制在配置资源方面的作用，充分调动社会力量的积极性和创造性，满足人民群众多层次、多元化的医疗卫生服务需求。

4. 坚持系统整合

加强全行业监管与属地化管理，统筹城乡、区域资源配置，统筹当前与长远，统筹预防、医疗和康复，中西医并重，注重发挥医疗卫生服务体系的整体功能，促进均衡发展。

5. 坚持分级分类管理

充分考虑经济社会发展水平和医疗卫生资源现状，统筹不同区域、类型、层级的医疗卫生资源的数量和布局，分类制定配置标准。促进基层医疗卫生机构发展，着力提升服务能力和质量；合理控制公立医院资源规模，推动发展方式转变；提高专业公共卫生机构的服务能力和水平。

卫生资源和服务体系的布局。地市级及以下，基本医疗服务和公共卫生资源按照常住人口规模和服务半径合理布局；省部级及以上，分区域统筹考虑，重点布局。到 2020 年，每千常住人口医疗卫生机构床位数控制在 6 张，其中，医院床位数 4.8 张，基层医疗卫生机构床位数 1.2 张。在医院床位中，公立医院床位数 3.3 张，按照每千常住人口不低于 1.5 张为社会办医预留规划空间。分区域制定床位配置原则。根据各省份经济、社会、人口、卫生等方面的实际状况，考虑各地资源差异，在现有基础上，按照鼓励发展、平稳发展、控制发展等策略对各省份区别制定床位发展目标。

综上所述，坚持"以居民健康为中心"的价值取向，建设"扁平到家"的社区健康管理、慢病管理，对接幼儿、残疾和老年人群的照护体系，即医共体；建设"立体到位"的双向转诊和远程医疗的急症救治、疾病诊治、疑难重症服务和临床创新体系，即医联体（见图1.5）。逐渐纠正以"大医院为中心"的价值扭曲和倒三角的就医秩序。在实现医疗服务和健康管理可及性的基础上，建立安全性评价和可支付的医疗保障体系，提高国民健康保障的获得感。

二、医疗服务供给体制

（一）社区健康管理与医共体

伴随人口老龄化和国民不断升级的医疗康复与护理需求，医疗服务体系需要按照"扁平到家"与"立体到位"的原则进行再造。只有夯实以居民健康管理为核心的基层医共体，才能有效建设解决疑难重症转诊就医的医联体，避免出现医疗资源配置倒三角的大医院虹吸效应。

医共体是指医疗服务集团内部所有医疗机构的资产、人事、财务实行统一管理，在大型医院和二级医院、基层社区卫生服务机构之间形成利益共同体和责任共同体。医共体，"共"在以居民健康管理为共同目标，其组织目标是改善本区域的居民健康，包括15分钟实现首诊、健康教育、公共卫生、慢病管理、康复服务和老年护理、临终慰藉等，重在建设健康管理团队和服务网络，提高居民信任度和患者的依从性，因此提倡整合人财物、事业规划和责任考评制度，建设紧密型共同体。实现基本医疗服务的可及性，扁平到家的服务体系应当进入社区、延伸到家庭，并与基层政府的绩效考核挂钩。在一个区域内，最好组建1~3个健康管理共同体，利用居民自主签约机制展开竞争。

以广东省深圳市"基层医疗集团"为例，深圳于2015年8月在罗湖启动医共体改革试点，将区人民医院、区中医院、区妇保院、区康复医院、区医养融合老年病科医院和23家社区康复中心整合成一家法人单位（见图3.1）。同时，在集团内部成立医学检验、放射影像、消毒供应等六个专业资源共享中心，下属医院不再重复设立相关科室。推进集团精细化管理，解决了国内现行医联体发展所存在的双向转诊不畅、成员间联系松散等问题。资源整合后，大医院与基层医疗机构成为医共体，政府的分级诊疗导向作用得以充分发挥。

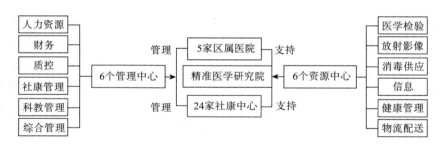

图 3.1　罗湖医共体的资源整合经验

罗湖模式在"强基层、促健康"方面初显成效，得到了中央及当地政府的肯定。2017 年 8 月 13 日，《深圳市人民政府办公厅印发关于推广罗湖医改经验推进基层医疗集团建设若干措施的通知》明确规定，基层医疗集团的功能定位是"强基层、促健康"，以推动医疗卫生服务由"以医院为重点"向"以基层为重点"转变、由"以治病为中心"向"以健康为中心"转变。在组织形式上，基层医疗集团由三级综合医院牵头，整合社康中心和其他医疗卫生机构，对集团内各医疗卫生机构的功能进行科学配置，分工合作，推行医院—社康中心一体化运作。

在治理机制上，政府与基层医疗集团管办分开，基层医疗集团理事会（或管理委员会）代表区政府履行居民健康管理职能，理事长由同级区政府主要负责同志担任，理事会负责每年对基层医疗集团运营情况进行考核，社康中心诊疗量占比、双向转诊比例、居民健康改善等重要指标的考核结果向社会公布。

在激励机制上，通过医保、价格、财政等综合手段，激励和引导基层医疗集团主动下沉资源，开展家庭医生服务和健康管理的预防保健、分级诊疗和康复护理工作。

目前，深圳市医保推广"总额管理、结余留用"的支付方式，即以上一年度家庭医生签约参保人员医保基金记账总额，乘以年度全市人均医保基金增长率，计算年度医保基金支出的基数。年度清算时，若签约参保人员本年度实际发生的医保基金记账总额小于计算出的基数，结余部分由基层医疗集团留用。这种支付方式有利于调动基层医疗集团扩大服务范围和控制服务成本。罗湖等地实施"总额管理、结余留用"的付费方式之后，基层医疗服务和健康管理工作确实有所加强，医生的收入也有所提高。

但是，罗湖医共体的医保支付方式也存在三个绩效管理问题：一是如何评价居民健康管理效果，只有居民健康得到改善，才能说明医生收入增长是合理的，不存在减少必要服务的问题。二是结余留用在家庭医生、社康中心、县医院之间分配。尽管这是医共体内部经营和分配问题，但医保机构至少应当给予关注、评价和引导。三是家庭医生签约参保人员医保基金记账总额不可能一成不变，如何建立奖勤罚懒的总额调剂机制，打造良性竞争氛围，并与地方医保基金支出增长率和医疗总费用增长率相吻合，从而提高社康中心诊疗量占比、双向转诊比例，真正夯实基层医疗的服务能力，为实现国家分级诊疗政策奠定基础，是值得思考的问题。

从本质来看，按疾病诊断相关分组（DRGs）付费法是一个评价医疗行为的风险与成本，以及制定医保支付值的方法，可以用于评价专科、慢病管理和老年护理。因此，加强基层医疗服务过程中的健康管理、慢病管理、老年护理的信息管理和提高数据质量，在总额管理的基础上建立疗效评估和奖惩制度，是支持基层医共体健康发展的重要方式，应当加快社区健康管理的第三方疗效评估和奖惩机制。

（二）地区专科服务与医联体

医联体主要指医疗机构之间形成技术协作联盟，但医联体内部各医疗机构之间独立经营，自行负责各自的人事、财务和资产等。同时，从一个区域内医联体的数量看，医联体又可以分为单一型和竞争型两类。

单一型医联体，是指一个区域内只构建一个医联体，所有医疗机构根据自己的规模、等级、技术能力等开展分工协作。

竞争型医联体，是指一个区域内构建两个或两个以上的医联体。各医联体内部的医疗机构展开分工协作，但不同的医联体之间展开竞争，以此促进本地区内医疗资源宏观绩效的进一步提升。

医联体，"联"在疑难重症的双向转诊、远程医疗和异地就医的医疗服务。其建立目标是解决本地市和本区域的重大疾病和疑难重症问题，重在建设医生组、专家组和提高临床创新能力。"立体到位"的医联体应当依据国家卫生发展规划，合理分布在市县和地区，按照服务向下派送的原则，建设以公益医院为主、微利专科为辅的综合医疗机构，并鼓励综合医疗机构的重点科室和专家组与基层医疗机构建立以患者和疾病诊断为核心的、相对稳定的协作机制，以点带面地促进发展，从而实现大病不出市、重症转诊就医、疑难症异地就医（含远程医疗）的卫生规划与布局。

为此，财政预算方式和医保支付方式应当激励医疗机构开展疑难症的诊断和重症治疗，解决基本医疗服务的安全性问题。医保支付方式要解决如下几个问题：

一是如何利用 DRGs 分组和点数法支付方式改革激励综合医疗机构调动医生组的积极性，努力提高医疗服务的难度系数（CMI）和临床创新能力，同时合理控制医疗成本；

二是如何支付医疗机构开展的日间手术和双向转诊服务；

三是如何界定"有必要的"异地转诊就医病例，发挥疾病谱排序法（如前 30 个病种）与医疗费用比例法（医保基金当期支出的 10%）相结合的治理效果，激励基层政府和医疗机构发挥立体医疗服务体系的联体作用，切实培育基层医疗机构的治疗能力，尽力减少不必要的异地转诊就医；

四是如何界定远程医疗的法律关系和支付制度，鼓励综合医疗机构和专家组面向基层、偏远和经济欠发达地区建立"互联网＋"的诊断和治疗通道。

在夯实医共体和促进医联体的基础上，如何与第三方专业机构以及学术机构合作，利用智能审核监控系统，管理医疗信息和利用医疗大数据，评价医疗机构和医生医疗行为的合理性，是下一步需要关注的问题。合理的医疗服务界定，包括诊断合理性、临床路径依从性，以及手术方案、医用药品与耗材和住院天日的合理性，从而建立基于集体协议机制形成的医用药品与耗材的使用目录和定价机制，真正用好医保的指挥棒，从管理基金（按比例报销）发挥基础作用，进入建立机制（支付方式引导）发挥引擎作用的新阶段，避免因外行和不作为而成为被改革的对象。

（三）国家区域医疗中心与异地就医和远程医疗

异地转诊就医，是指基本医疗保险的参保人员在基本医疗保险统筹地区之外就医后在统筹地区申请报销相关医疗费用的行为[①]。异地转诊是解决我国分级诊疗"最后一公里"问题的有效制度安排，但由于我国对异地诊疗概念界定不清、边界模糊不定、异地结算机制改革滞后，导致异地转诊就医量不断增加，部分县级医疗保险基金的30%以上用于异地转诊就医，增加了参保患者的负担（报销比例低、非医疗费用增加）和医疗保险基金的支付压力（多为欠发达地区向发达地区转诊），降低了我国基本医疗服务的可及性和保障力度。我国异地转诊的无序状态表现为：各地基层医疗水平参差不齐，患者对优质医疗质量的诉求越来越高，交通越来越便捷，异地就医现象越来越普遍；地方医保总额付费对医疗机构的普遍压力下，大型医院更愿意接诊外地的患者，迎合了患者的随意转诊需求；在现行定价机制下，助推大型医院的逐利机制，过度医疗现象严重；患者频繁的异地就医带来了重复医疗和无效医疗无法掌控的问题，有些地区将异地转诊限制在当期医保基金收入的10%以内（如海南省），有些地区规定了不得异地转诊的病种，在执行中遇到种种异议；部分经济条件较好的人群，主动异地转诊时缺乏有效的引导，"有病乱投医"现象严重。总之，异地就医"乱象"问题造成了我国各地医保基金的损失，对医疗资源向基层下沉没有益处，扰乱了双向转诊的就医秩序。"十三五"期间，预期构建分级诊疗的医疗服务体系，就必须解决在居民基本医疗服务半径圈（15分钟首诊和急诊，50公里大病诊疗）之外的疑难重症的专家指导和异地转诊就医问题。

国家对异地医疗的适用人群做了政策规定，主要有三类人群：老年人异地安置（医保转移关系）、流动人口（医保携带关系）和有必要异地转诊的人（罕见病、疑难重症等难以治疗和确诊不了的病症需要异地医疗）。异地医疗一旦发生，地方应该

① 刘玮玮、贾洪波："基本医疗保险中异地就医管理研究"，《中国卫生经济》，2011（6）：15～17页。

问责，说明该区域的医疗战略服务圈出了问题，即以患者为中心的医疗资源配置不合理。因此，对于异地医疗需要明确三个问题：一是不需要异地医疗的，坚决不扩大异地医疗的范围；二是有必要异地医疗的，先实行向上转诊；三是可以利用远程医疗解决的部分异地医疗问题，应当用远程医疗技术解决。

国家区域医疗中心建立的主要意义是在疑难危重症诊断与治疗（含异地医疗信息平台建设）、医学人才培养、临床研究、疾病防控、医院管理等方面代表区域顶尖水平，协同国家医学中心带动区域医疗、预防和保健服务水平提升，努力实现区域间医疗服务同质化。国家区域医疗中心可以解决医疗战略服务圈内对于疑难危重症的诊断与治疗问题，为区域内的转诊就医提供人才培养和技术水平支持，减少向区域外异地诊疗的不合理现象。在医疗战略服务圈内，可以通过建立专科医联体的形式，引入远程医疗信息协同平台，由国家区域医疗中心提供疑难重症的诊断与治疗指导。

引入远程医疗信息协同平台，可以解决如下问题：

（1）为本地需要异地转诊的患者和医务人员提供相关信息和专家建议，减少不必要的异地转诊；（2）为可以留在本地完成治疗的患者提供专家远程指导；（3）为需要转诊到外地的患者提供预约转诊快捷通道；（4）为地方医保管理中心提供转诊决策的可参考远程会诊意见；（5）为转诊到外地就诊的病例加强医保政策的管控，尽可能提高患者异地就诊费用中可报销科目的比例；（6）逐步实现异地转诊的医保可直接支付。

远程医疗会诊，是指依靠现代计算机及通信技术实现的异地医疗服务。它打破了时空界限，即病人、家属和请求会诊医生与大医院的专家、教授在电脑屏幕上进行医疗会诊和治疗，制订治疗方案[①]。在一个合理的运行机制下，远程医疗的作用很明确，包括提高优质医疗资源的辐射范围，增强基层医疗机构的服务能力，帮助基层和偏远地区患者就近就医，减少大医院中大量常见病所带来的门诊压力等。远程医疗对于县市医院来说，不是"虹吸"，而是资源的再分布。一方面，让轻症、常见病患者留在基层医院，合理配置大型设备，改善医院的硬件环境；另一方面，能够降低地方医保总支出、吸引商业保险落户，减少患者非医疗性就医成本。让基层医院承担更多的健康咨询、慢病康复、家庭病床、健康养老以及常见病、普通病的诊治工作，让区域中心医院完成多发病、常见病的临床常规治疗工作，而大型三甲医院则承担复杂病、疑难病和危重症的诊治工作。

---

① 吴健、和继元、李华才："远程医疗会诊存在的问题与对策"，《中国卫生事业管理》，1999（6）：47～48页。

第三节　老龄社会的医疗服务体系

　　人口老龄化不是社会老化，伴随经济发展和健康长寿消费需求的不断增加，我们需要研究这个需求和约束条件①。伴随国民平均寿命的不断延长，卫生医疗服务供给则越来越呈现出"扁平加长"与"立体加高"的两维发展趋势。扁平加长，是指遵循全生命周期的、从基层做起的卫生计生、健康管理、疾病首诊、慢病管理、临终纾解，以及地区性急症救治、专科治疗、康复医疗、长期护理等服务体系；立体加高，是指从地区到跨区域的急症、重症和疑难症的专家诊疗及临床医学研究等。综上所述，银色经济时代的医疗服务供给的分工更加精细化，由此导致环节增加、链条加长、协作紧密。为此，《全国医疗卫生服务体系规划纲要（2015～2020年）》提出多元发展原则，鼓励社会力量举办中医类专科医院、康复医院、护理院（站）以及口腔疾病、老年病和慢性病等诊疗机构；鼓励药品经营企业举办中医坐堂医诊所，鼓励有资质的中医专业技术人员特别是有名的老中医开办中医诊所；允许医师多点执业。以往急症诊疗曾是医疗服务链条中的最核心环节，如今，慢性病的危害程度已经逐渐取代了传染病的地位，由慢病引起的脑卒中等疾病通常需要康复护理甚至需要长期护理。另外，医疗服务供给链条体系每一个部分的服务内容、实施场所、支付方式以及人群特点都具有差异（见图3.2）。

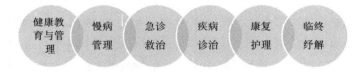

图3.2　人口老龄化下的医疗服务链及其体系与结构

一、健康管理

　　健康管理包括健康教育和疾病预防，自己是个人健康的第一看门人。20世纪60年代，基于医疗费用快速上升的趋势，美国保险业最早提出健康管理的理念并付诸实践。1969年，美国政府将健康管理纳入国家医疗保健计划，1971年为健康维护组织提供立法依据，1973年正式通过了《健康维护法案》，在以后的20年间，生活方式

---

　　①　杨燕绥：《中国老龄社会与养老保障发展报告2015》，清华大学出版社2017年版。

疾病大幅度下降①，心血管疾病发生率下降了55%，脑卒中下降了75%，糖尿病下降了50%，肿瘤下降了33%。从20世纪90年代开始，健康管理进入美国企业管理范畴。美国员工福利研究所专题报告《促进健康：在医疗福利中的角色》（Health Promotion：Its Role in Health Care）和《预防性医疗：提高医疗福利质量、降低成本》（Preventive Medicine：Strategies for Quality Care and Lower Costs），阐明了逐渐被公众所接受的一个观点：引发疾病和残障的主要因素可以被人为控制并受到政策的影响，通过政策引导人们改变生活习惯和方式，可以促进健康。这导致越来越多的人认为，医疗卫生知识是公共品，向居民提供医疗卫生知识是最经济的公共品。

健康关系到国家的社会经济发展，是衡量社会发展状况的核心指标。1990年，联合国在《人类发展报告》中提出了人类发展指数，并强调"人民是一国真正的财富。发展最根本的目标就是为人类创造一个适合人们享受更长、更健康和更富创造性的生活环境"②。人类发展指数（简称HDI）作为一个综合指数由三个维度构成，分别反映人们的健康状况、受教育水平和生活水平，这三个维度是通过四个具体指标值加以衡量的，分别是出生时预期寿命、平均受教育年限、预期受教育年限和人均GNI。2010年联合国开发计划署对HDI算法实施重大变革：健康长寿维度仍然采取出生时的预期寿命，知识维度用平均受教育年限和预期受教育年限替代了原始的成人识字率和毛入学率；衡量各国生活水平时以人均GNI为度量指标。健康对于社会发展有着至关重要的作用，这已经成为全球的共识。

21世纪的医学将从疾病医学向健康医学发展，从重视治疗向重视预防保健转变。健康管理是对个人或群体的健康进行全面监测、分析、评估，提供健康咨询和指导及对健康危险因素进行干预的全过程。换句话说，健康管理不是对每个人提供同样的服务，而是通过健康评估来对人群进行筛选分类，然后根据不同人群的健康问题和危险因素来制定健康改善目标，在此基础上选用针对目标的干预措施，最终达到有效降低危险因素的目的。

世界卫生组织研究成果表明：人类三分之一的疾病通过预防保健是可以避免的，三分之一的疾病通过早期发现可以得到控制，三分之一的疾病通过信息的有效沟通能够提高治疗效果。从国际上看，西方发达国家经过长期发展已经形成了成熟的健康管理模式。美国政府制订了全国健康计划"健康人民"，该计划由联邦卫生、社会服务部牵头，与地方政府、社区和民间以及专业组织合作执行，每十年制订一个计划，不断循环以达到逐步实现提高国民健康水平的目标。同时，美国医疗保险机构和医疗集团合作，突出健康预防和健康维护的重要性，提倡早期发现和早期治疗，有效控制医

---

① 周生来、刘晓峰：《全民健康管理》，清华大学出版社2015年版。
② 胡鞍钢、王洪川、周绍杰："国家'十一五'时期公共服务发展评估"，《中国行政管理》，2013（4）：20～24页。

疗费用，同时也提高了服务质量和效率。德国通过将健康医疗保险和预防性医疗等其他健康内容结合起来，同样达到了对人们实行健康管理的目的。德国为社会医疗保险提供了完善而高标准的医疗保障；医疗保障除了支付疾病保障与医疗康复外，还提供预防保健、健康促进等预防性服务。日本的健康管理内容包括健康调查、健康体检、体检后评估（包括个体评估和群体评估）和帮助、健康增进活动、健康教育。芬兰的健康管理是一种通过改变人群生活习惯、发挥基层社区卫生服务组织的预防功能、从源头上降低疾病危险因素的新型健康管理模式①。

在我国，健康管理主要体现在公共卫生方面，个性化和群体性的健康管理才起步，服务对象范围较窄，主要集中于经济收入较高的人群。2016 年 10 月 25 日，中共中央、国务院颁布了《"健康中国 2030"规划纲要》，提出推进健康中国建设，把健康摆在优先发展的战略地位，将促进健康的理念融入公共政策制定实施的全过程，加快形成有利于健康的生活方式、生态环境和经济社会发展模式，实现健康与经济社会良性协调发展。可以看到，在人口老龄化社会，结合健康中国战略，国家医疗服务将回归到以居民健康为中心来构建资源配置体系，国家医疗公共政策的理念也将从过去的以治病为中心向治已病和治未病并重，最终向以健康管理为中心转变。

二、慢病管理

对于发展中国家和发达国家来说，慢性病都是引起残疾和降低生活质量的主要的、耗资巨大的原因。当老人因身体与精神残疾而导致他们的日常活动困难时，他们的独立性就受到威胁。随着我国工业化、城镇化、人口老龄化进程不断加快，居民生活方式、生态环境、食品安全状况等对健康的影响逐步显现，慢性病发病、患病和死亡人数不断增多，群众慢性病疾病负担日益加重。

慢性病主要以心脑血管疾病、糖尿病、癌症和慢性阻塞性肺部疾病（Chronic Obstructive Pulmonary Disease，COPD）为主，其引起的死亡、发病和残疾目前约占所有死亡的 60% 和全球疾病负担的 47%，预计到 2020 年将分别上升至 73% 和 60%。根据《中国居民营养与慢性病状况报告（2015 年）》，心脑血管疾病、癌症和慢性呼吸系统疾病为主要死因，占总死亡的 79.4%，并且这一数字还在不断增加，远高于国际平均水平。慢性病患者的迅速增加，不仅增加了患者死亡、失能和残障的机会，还造成巨大的劳动力损失，也加速了疾病诊断、治疗费用的上涨，给患者个人、家庭和社会带来沉重的经济负担。

---

① 符美玲、冯泽永、陈少春："发达国家健康管理经验对我们的启示"，《中国卫生事业管理》，2011（3）：233~236 页。

慢性病是导致长期护理成本提升的重要因素之一。这是因为，第一，随着老年人群数量的增多，慢性病的比例逐渐增高，已有大量的研究显示这部分群体的花费在医疗费用占比持续增加，荷兰国立公共健康与环境卫生研究所（RIVM）曾对欧盟各国展开调查，发现欧洲随着人口高龄化慢性疾病的支出在增加。75 岁以上人口慢病发病率最高，55～75 岁的人口有一半（约 5 200 万人）患有慢性病，这对于接近退休的老年人继续从事经济活动产生影响。糖尿病、癌症、心血管疾病以及慢性阻塞性肺疾病（COPD）成为几大元凶。美国慢性疾病的医疗费用支出占 Medicare 支出的四分之一，50 岁以上人群 5 个人中有 4 人患有慢性病。澳大利亚的国民健康调查（2004～2005 年）结果显示，老龄人口的 81.6% 至少患有一种慢性病。

慢性病导致的老化失能照料需求不断扩大。一方面，随着高龄人口比重的增加，行动不便的人数在不断增加。有研究显示，芬兰在 20 世纪 80 年代，65～79 岁之间老人的行动能力（如上下台阶和行走）较强，但 Parker 等（2005）对瑞典统计年报的生活状况调查（Surveys of Living Condition）结果显示，77 岁以上的老人行动不便、机能弱化的情况增加。另一方面，因老化导致的身体机能丧失的程度在减少。有调查结果显示，美国老年人关节炎的发病率在增加，但因此而导致的失能却在减少；脑卒中和心血管疾病也出现了相似的情况。如果将失能分为重度失能和轻度失能的话，根据统计，斯堪的纳维亚国家的重度失能发病率变化不大，但美国及西欧的研究发现，重度失能呈现降低的趋势。欧洲各国的轻度失能人数呈现增加趋势。荷兰社会指数调查结果显示，在 1981～1996 年间，需要机构保护的重度失能老年人数量几乎没有变化，但轻度失能老人数量在增加。

慢性病也使老年人失智风险不断加大。与长寿伴随的一种病症是阿尔兹海默症或老年性痴呆症，其数量在全世界范围内均出现增加的趋势，仅 2006 年全世界就新增了 2 660 万名阿尔兹海默病患者。有预测预示，到 2050 年每 85 名老人中将有一名患有阿尔兹海默患者。同时，老年慢病导致的机能衰退及失智的社会经济风险不断增大。而随着老龄化时间表的进展，进入超级老龄化社会后，老年慢性病及机能衰退所带来的社会成本将进一步上升，从而进一步加剧国家财政负担。

在中国进入老龄社会之后，党和国家越来越重视国民健康。2017 年 2 月 14 日，国务院发布了《中国防治慢性病中长期规划（2017～2025 年)》，提出到 2020 年，慢性病防控环境要显著改善，降低因慢性病导致的过早死亡率，糖尿病导致的过早死亡率较 2015 年降低 20%，逐步提高居民健康期望寿命，有效控制慢性疾病负担。在 2016 年 10 月 25 日发布的《健康中国 2030 规划纲要》中，提出健康理念、健康生活、健康环境、健康产业和健康保障的原则和目标。

慢病管理，是指对慢性非传染性疾病及其风险因素进行定期检测，连续监测，评估与综合干预管理的医学行为及过程，主要包括慢病早期筛查、慢病风险预测、预警与综合干预，以及慢病人群的综合管理、慢病管理效果评估等①。实施有效的慢病管理应当建立合理的慢病管理服务供给体系。

深圳市南山区开展慢性病管理已经有十多年左右，逐渐形成了以区慢病管理机构（南山区慢病防治医院）、社区医院、社区健康服务中心的三级管理网络。南山区慢病防治医院将病情稳定的患者转入社区健康服务中心进行日常管理，社区健康服务中心将通过日常筛查出的慢性病患者转到慢病医院进行专门治疗，社康中心医生也会参与心血管科的查房，从而加强管理。三级医疗机构通过信息化手段，完成患者信息的交流以及治疗方案的沟通。其中，专科医院主要是对患者进行医疗诊断和治疗，并且制订长期治疗方案；在社区健康服务中心，主要对患者进行日常慢性病的检查，以及日常生活习惯的指导。在健全的分级慢病管理网络以及基层社康中心与慢性病患者的良好交流基础上，南山区的慢性病管理取得了很大进展，但是南山区也面临社康中心人员流失率较高、收入分配不合理等问题。

在推进慢病管理服务机制建设过程中，需要完善以下工作：（1）建立完善的社区慢病管理档案，可以由家庭医生来完成，做到以患者为中心、家庭为单位、社区为范围，建立社区居民的健康档案，并动态跟踪慢性病患者的健康信息；（2）形成慢病管理的分级治疗体系，医院专家、专科医生和社区全科医师及相关人员组成慢病管理团队，共同制订合理的慢病管理方案，三级医院主要负责对患者的疾病诊断以及制订治疗方案，基层医疗机构主要对患者进行日常生活习惯的指导与监督；（3）建立医疗机构间共享的慢病管理信息网络系统，实行微机化、网络化管理，使慢病患者的社区健康档案与医院电子病历和管理系统相连接，将社区卫生服务站、医疗机构、疾病预防控制中心的慢病发病、死亡等数据连成一体，提高报病效率，实现社区与医院之间的分级管理资料和病历资料数据共享；（4）根据慢性病类型建立规范的慢病管理服务包，医保通过服务包打包付费方式和慢病管理疗效评估机制，将奖励与惩罚相结合，提高医疗机构和医务人员的积极性，保障慢病患者的医疗服务质量。

三、急诊救治

急诊救治，是指为危急重患者提供紧急诊断以及治疗的过程。在医学上，素有抢救黄金五分钟的说法。医学证明，停止呼吸五分钟后，大脑会出现不可逆转的永久性伤害，因此急诊对于挽救人的生命、减缓疾病具有至关重要的作用。上海市曾做过一项卫生系统行风建设万人问卷调查，结果显示，同一医院的急诊满意度低于医院平均

---

① 白书忠、武留信、陈刚："中国慢性非传染疾病管理的目标与对策"，《中华健康管理学杂志》，2009（6）：323～328页。

满意度三个百分点左右，患者及其家属最不满意的地方主要集中在候诊时间长、办理手续复杂、入院难以及硬件条件比较差[①]。

这反映急诊领域存在的几个突出问题：首先，我国急救知识普及率低，居民无法对患者进行最初步有时候却是最关键的一些急救措施；其次，由于交通、收费等一些客观因素的存在，急救绿色通道并不畅通，导致需要急诊服务的患者并没有及时得到急诊治疗，而急诊科又收留了众多不符合急救条件的患者；最后，急诊科室一般在医院并未受到足够重视，医生职称评定的难度相对较大，导致急诊医生人才流失率高，急诊科室的硬件条件也相对较差。

在美国，从公民到康复已经构成一个紧密的急救体系。当有伤病员时，第一个环节是在现场的公民，他们能够对所处的状况做出快速反应，拨打急救电话并且运用自己所掌握的急救知识对伤病员进行紧急处理。第二个环节是在急救现场附近的"第一反应人"，通常为接受过专业培训的警察、消防队员等，他们往往距离事发地点较近，并且携带了相关仪器，"第一反应人"在公民急救和专业医护人员之间搭建起了一个很好的桥梁。第三个环节是专业急救人员开展的院前急救，在美国，实施院前急救的救护人员最低应具有初级职称。第四个环节是到达医院进行抢救。值得注意的是，在美国的急救团队中，除了有急救医生外，还配有专门的放射线技师、呼吸治疗师等其他专业急救医护人员，可以及时为患者提供最完善的急救服务，避免因为人为流程因素而错过急救的最佳时间。第五个环节是康复治疗，通过分诊将已经脱离危险的患者转入康复科室或专门的康复医院，使急救资源可以得到更高效、更合理的利用[②]。

从1987年急诊科学正式成为一门独立学科以来，我国急诊救治有了长足进步。但在急诊救治学科发展及相应服务提供过程中，需要加强以下方面的建设：首先，要向居民广泛普及必备的急救知识。由于疾病发生的前五分钟是抢救的黄金时间，在专业急救人员无法快速到达现场的情况下，患者身边具备基本急救知识的居民可以采取专业措施，延缓病情恶化，以争取宝贵的急诊抢救时间。从现实情况看，社会大众的急救知识往往匮乏，错过了抢救的黄金五分钟，以致患者的病情延误，甚至出现生命悲剧。其次，医院要重视急诊科室的发展。因为急诊科室在医院并不是其主要经济来源，而且急诊科室医生评定职称相对较难，所以急诊科的发展相对缓慢。但急诊救治在治疗过程中确是非常重要的一环，所以医院要重视急诊科室，推动急诊医学的发展。最后，建立合理的分流机制，提高医院急诊科室的资源利用效率。通过合理分流患者、加强信息化建设等，提高急诊科室的运转效率。推行分级诊疗、双向转诊，及

---

① 杜宁、于广军、范小红："上海市市级医院急诊现状分析及优化措施分析"，《中国医院管理》，2010（11）：36～37页。

② 郑进："美国急救医疗服务体系介绍"，《中国全科医学》，2017（10）：1719～1720页。

时将已经可以离开急诊室的患者及时转出，同时通过信息化建设，为急诊患者提供挂号、缴费、排队的一站式服务，提高急诊科室的运行效率。

四、疾病诊治

疾病诊治是对疾病进行相应的诊断以及治疗的过程，包括门诊和住院服务。各级医疗机构依据其功能定位，承担相应的疾病诊治责任。目前，我国居民在疾病诊治环节遇到的最大问题是"看病难"和"看病贵"问题。"看病难"问题有赖于分级诊疗体系建设，"看病贵"问题需要医保发挥引擎作用，控制医疗机构的不合理医疗费用增长和规范医疗行为。

分级诊疗（Grading Treatment），是指不同医疗机构之间根据功能的不同在提供医疗服务时的一种分工协作机制，其目的在于医疗资源的合理配置与利用[1]。转诊制度包括"向上转诊"和"向下转诊"，是实现基层医疗卫生机构和大医院分工协作的重要制度，与基层首诊共同引导患者合理就医，从而形成合理的分级诊疗体系[2]。我国分级诊疗的建设路径及目标已经十分明确：要以居民健康为中心，进行合理的医疗资源配置和医务支付补偿，建设15分钟见首诊医生（社区）、50公里解决大病诊治（区县市）、医疗中心（地方和国家）解决疑难重症的"金字塔形"基本医疗服务体系。2015年9月国务院办公厅颁布《关于推进分级诊疗制度建设的指导意见》，确定了实施分级诊疗的路径和具体做法，提出"到2020年我国要基本建立分级诊疗制度，形成基层首诊、双向转诊、急慢分治、上下联动的分级诊疗模式"的制度建设目标。截止到2016年底，全国已在28个省份、1 000多个县市启动了分级诊疗试点，80%以上的患者应该在一级、二级医疗机构看病，三级医院集中解决20%的疑难重症，但从目前的现实情况来看，大型医疗机构垄断优质资源及其虹吸现象难以在短期解决，在基层培育一支数量足够、质量过硬的全科医生队伍也需要时间。同时，需要在财政预算、医保支付、服务定价等方面，建立支持分级诊疗的激励机制。

五、康复医疗

诊疗后期的康复是治疗过程的重要环节，需要进行专科建设和培养康复师队伍，老年人康复是一个新问题。康复包括术后康复和某些病种的临床康复，应当属于医疗保险的支付范围，也可以实行康复DRG管理。美国全国亚急性和急性后期照护协会

---

① 申曙光、张勃："分级诊疗、基层首诊与基层医疗卫生机构建设"，《学海》，2016（2）：48～57页。
② 朱恒鹏、昝馨、林绮晴："医保如何助力建立分级诊疗体系"，《中国医疗保险》，2015（6）：9～11页。

将其定义为：急性病床出院后的照护，让患者可以顺利回到社区。将康复视为一种介于急性医疗和长期照护之间的服务。康复的服务对象主要是由医院回到社区后，需要过渡期康复服务的患者，包括社区康复和居家康复（NASPC，2008）。美国 PACE 协会是一家接受政府委托，由联邦老遗残医疗保险和州医疗救助支付的非营利的民间协会，在医院和家庭之间嵌入社区式的专业化康复服务。其在英国又被称为中期照护，且照护持续时间通常为 1~2 周，一般不会超过 6 周①。据流行病学调查结果统计，我国每年新发脑卒中约 150 万人，致残率约 86.5%②，主要原因是缺乏治疗后期的康复，很多人处于住院难，回家更难的尴尬局面。我国已经进入老龄化社会，60 岁以上人口有 1.44 亿人，其中患有各种慢性病，且有生活能力障碍需要康复服务的老年人约有 7 000 多万，同时还有 2.7 亿的慢性病患者和 8 500 万的残疾人亦需要康复医疗服务。

目前，我国实行"三级康复"体系，包括三级综合医院急诊科、神经内科、骨科和康复医学科的急性期康复医疗（一级康复治疗），二级综合医院康复医学科、康复医院、康复中心的稳定期的中期康复治疗（二级康复治疗）和社区康复医疗机构的恢复晚期及后遗症期的康复治疗（三级康复治疗）。从实际发展情况来看，仍然以三级综合医院为主，开展社区康复服务的社区仅占全国总社区数量的三分之一。康复医学是我国医学发展中的短板，存在发展不均衡、人员短缺、设备不足、社区技术水平低下等问题。

《"十三五"深化医药卫生体制改革规划》明确提出，要推进形成诊疗—康复—长期护理连续服务模式，形成"小病在基层、大病到医院、康复回基层"的合理就医格局。为了满足居民的康复服务需求，解决我国康复医疗发展中存在的问题，一是要在体制上建立较为完备的三级康复网络，形成三级医院指导二级医院、二级医院指导一级医院的有序的康复服务三级网络。三级医院先进的康复技术能够通过此网络传递到社区的普通患者。二是康复器械设备一体化配置，建立三级医院、二级医院、一级医院，甚至家庭康复设备一体化体系，统筹规划，研究各级医疗机构和家庭的便于推广的、适宜的康复设备配置，让患者不因基础康复设备不足无法开展社区康复医疗和家庭康复。三是建设康复网络平台，建立统一的网络评定、诊断、康复治疗、疗效评价、反馈平台、制定双向转诊标准，让一级医院的医生能够学习上级医院的整个诊疗康复过程。四是康复设备的数字化、标准化，将所有适宜推广的康复设备纳入网络平台中，形成统一的接口和通信标准，使康复治疗、评价一体化，形成一个标准的康复信息化管理体系。

① Griffiths, P., Edwards, M., Forbes, A., & Harris, R. (2005). Post - acute intermediate care in nursing - led units: Systematic review of effectiveness. International Journal of Nursing Studies, 42 (1), 107 - 116.

② 李树贞、赵曦光：《康复护理学》，人民军医出版社 2001 年版，187 页。

　　在三级康复网络中，三级医院应侧重于疾病急性期的康复治疗和评定，需要具备的康复设备有肌电诱发电位仪、肌电图仪、连续被动运动（CPM，腕、肩、肘、下肢）、肢体功能评定和训练仪、起立床、步态分析仪、等速肌力训练仪等；二级医院侧重于疾病稳定期的康复治疗和评定，需要具备的康复设备有低频电、中频电、高频电治疗仪、磁疗仪、平衡评定和训练仪、吞咽诊疗仪等；社区卫生服务中心侧重于疾病恢复期的康复治疗和评定，主张使用难度不大、安全性较高、便于操作的康复治疗设备，需要具备的康复设备有多功能助行器、步行训练台、功率自行车、作业训练台、红外线治疗仪等①。

　　在湖北省三峡大学人民医院，利用康复学科优势与二级医院宜昌市康复医院和基层医疗机构构建起分工明确的康复护理体系。三峡大学人民医院康复学科是龙头，负责患者的诊断和早期介入治疗，同时从事人才培养工作和康复学科建设工作。当患者病情进入稳定期后，及时将患者转入二级宜昌市康复医院进行专业化的康复治疗，包括为残疾人提供专门的康复医疗、康复训练，为脑瘫、脑卒中患者进行康复治疗服务。社区康复机构是基础，承担康复知识普及以及患病程度较轻患者的康复治疗工作，二级三级医院主要将较轻患者转向社区，并且及时为社区康复机构提供必要的技术支持与学科知识指导，由此形成分工明确、优势互补的三级康复护理体系，以满足不同层次的康复护理需要②。

六、长期护理

（一）长期护理的定义

　　长期护理相对于医院的术后床日限制而言，是指针对伤病治疗和经过康复治疗阶段后，基本失去康复体征的进入长期照护过程。老年长期护理主要是病残康复后的护理和脑痴呆患者的专业照护，属于卫计委管理的业务范畴；一般老化失能的照料属于日间照料，属于民政部管理的业务范畴；应当建立长期护理保险，不属于基本医疗保险的支付范围。

　　在美国建立疾病诊断相关分组标准（Diagnosis Related Groups，DRG）实施之后，联邦医疗保险及医疗辅助服务中心（Center for Medicare and Medicaid Services，CMG）希望能通过建立急性后期护理，给患者以更优质的康复与稳定的医疗状况，衔接急性

---

　　①　白跃宏、刘诗强：《常见疾病三级康复网络体系建设实践：转诊标准、康复治疗及操作方法》，上海交通大学出版社 2014 年版，3 页。
　　②　周南、龚凌云、吴仕斌："区域三级康复医疗服务体系的构建与实践"，《中国康复理论与实践》，2017（3）：370～372 页。

医疗与长期护理，减少急性期的住院天数、避免重复入院，以达到降低医疗费用支出的目的。美国的急性后期护理分为四种方式，即长期护理医院（Long – term Care Hospitals，LTCHs）、康复医院（Inpatient Rehabilitation Facilities，IRFs）、技术性护理之家（Skilled Nursing Facilities，SNFs）和居家护理（Home Health Agencies，HHAs）（见表3.1）。

表3.1 急性后期诊疗的类别

类别	长期护理医院	康复医院	技术性护理之家	居家护理
评估工具	病例记录	康复医院患者评估工具（IRF – PAI）	最小数据集（MDS）	结果和评估信息套件（OASIS）
支付方式	长期护理的诊断相关患者组（MS LTC – DRGs）	病例组合（CMGs）	资源使用关联群（RUGs）	居家健康资源群（HHRGs）
支付单位	每次住院	每次住院	每日	60天疗程
针对人群	急症患者出院后仍需要医疗和康复者，四种方式中患者严重程度最高	急症患者出院后每天需要密集康复训练者	需要接受长期护理与简单医疗的全天候护理需求者	需要间歇性技术性护理，身体功能较佳者
特点	费用最昂贵，核定使用比例极低，疾病复杂程度高，有多种急慢性病的病患，平均住院天日将超过25天	提供护理和康复服务。有康复需要但在情况不稳定的情况下，会先在技术性护理之家稳定情况，再转至康复医院	使用频率次数最多，患者出院后仍需静脉注射、物理治疗等全天候护理者，目前医疗保险（Medicare）支付的上限为100天	由Medicare认可的机构提供服务：包括居家医疗、社会、健康协助服务，也支付符合规定的医疗器具租金，如轮椅、病床等
与国内对应的机构	一级、二级医院	康复医院	长期护理机构	居家护理

资料来源：王懿范、邱文达等：《医疗与长照整合》，台北医学大学，2016年版。

（二）长期护理受益人的评估依据和主要方法

长期护理受益人的筛选需要经过严格的测量，各国因此制定了相异的评估标准的方法，从而为制度受益人划分等级（见表3.2）。依据国际经验测量标准采用的主要方法为依照照护时间和家庭与社会的支持度。

表 3.2   国别测量长期护理需求的主要方法与测量依据标准

国别	方法	测量依据标准
德国	依据不同的照护项目,裁定照护基准值,依据调查员调查收集的身体状态资料,判断照护时间而划分等级	照护时间
美国	以 MDS 的资料为依据,根据对象的身体状态所需的照护资源消耗量来划分标准	照护时间
日本和韩国	将调查所收集到的对象的身体状态通过决策树(Tree Regression)的方式计算调查对象所需要的服务量	照护时间
卢森堡	依据基本日常生活活动能力(BADL + IADL)为依据测定老年人的身体状态,照护保护需要的计算方法为每小时规定的金额乘以照护支援金额	照护时间
荷兰	依据对象的身体障碍、社会参与的限制、社会支持、环境等多方面测量照护需求程度,并且用 DSM - Iv 测量精神疾患的程度,ICD - 10 测量疾病程度	照护时间、家庭和社会支持度
澳大利亚	对调查对象的身体能力、认知及行为能力的测量外,对调查对象的家庭、亲属和邻居等社会资源利用的可能性进行评价,并对对象的生活场所和居住环境进行考察	照护时间、家庭和社会支持度

综上所述,长期护理服务的评估工具将患者的身体状态与照护服务紧密连接,为了精准评估谁是受益人,以及受益人应该享受的待遇为哪个等级,需要通过将评估工具与照护服务的需求度挂钩,这是长期护理需求测量的核心手段。

(三)长期护理保险制度

在我国,职业病和工伤保险制度下的长期护理服务体系和保险支付制度相对完善,目前正在建设老年失能长期护理制度。长期护理保险,是指突破住院床日限制的老年失能康复和护理的保险模式的第三方支付的制度安排,包括社会保险和商业保险。广义的长期护理(Long Term Nurse)包括老年失能后的康复、护理和临终服务;狭义的长期护理可以单列三个项目,各国因国情而异。在美国,执行《老遗残保障法》,老年失能后的康复、护理和临终服务费用的一部分由老遗残保障基金支付。在执行《医疗保险法》的德国和日本,在 2033 年前后进入高龄期,届时国民平均寿命将超过 80 岁,按照 1.5 亿 70 岁以上老龄人口的 10% 计算,将有 1 500 万失能老人需要康复和护理。

我国大约有 15 年的准备时间,建立老年长期护理保险迫在眉睫。建立一项待遇确定的保险制度(无论社会保险还是商业保险)需要基于 20 年护理档案数据进行精算和 20 年以上投保期,然而我们只有 15 年准备期,部分人群需要即刻开始支付。因此，面对期限短、成本高、筹资难（企业处于降税费期），中国可以借鉴法国基本医疗保险的支付模式，推出一个社保（Social Insurance）、商保（Commercial Health Insurance）、个人（Individual）和政府（Government）合作的老年长期护理支付计划，即 SCIG 模式。具体制度安排如下：（1）在有条件的地方推出以个人缴费为主和企业自愿配款为辅，双方均在所得税前列支的长期护理保险计划，负责支付基础长期护理保险费，待遇水平可以酌情而定，如核定护理费用的 20%；（2）政府选择优质的商业保险机构联合推出长期护理保险的合格计划，对商业保险公司提出成本控制要求（一般在 5% 以内），给予免税待遇，负责支付补充长期护理保险费，待遇水平可在核定护理费用的 30% ~ 50% 之间；（3）个人支付剩余的 30% ~ 50% 费用；（4）地方财政对困难家庭适度提供部分补贴。

七、临终纾解

临终纾解，是指为临终治疗患者分担情绪和纾解忧愁的服务。与紧急疾病死亡患者不同，老年慢病终末期患者要经历一个较长的临终期（End – of – Life，EOL）来对疾病治疗及临终医疗决策进行准备。

（一）预先医疗指示（Advance Directives，AD）

针对临终患者的预先医疗指示（Advance Directives，AD）最早起源于 20 世纪 70 年代的美国。1976 年美国加州的《自然死亡法》允许放弃使用生命维持系统延长不可治愈患者的临终进程。预先医疗指示，是临终照顾计划（Advance Care Plan，ACP）中最重要的协议内容。多个发达国家和地区均对包含 AD 协议在内的相关法案进行过详细明确的立法规范，AD 是指行为人在具备完全行为能力时，根据本人意愿，通过设立生前遗嘱（Living Wills，LWs）或委托代理人等方式，对自身将来丧失决定能力时选择接受何种医疗照护，而事先做出的安排和指示。

AD 的签署对患者临终期治疗方案的选择有重大影响，鼓励患者签署 AD 不仅不会造成患者焦虑、抑郁情绪的增加，而且可减少患者临终期对住院、ICU 等医疗资源的使用，减少 CPR、生命维持系统等激进治疗方案的选择，提高医疗服务的利用效率，节省大量医疗费用。同时，患者及家属的精神压力、抑郁焦虑等情绪都会得到控制或缓解，精神状态和生命质量更好，提高了医疗服务满意度。患者死亡率和生存时间组间无差异；患者临终意愿得到尊重，提高了临终治疗策略的沟通效率及沟通质量，增加了患者签署 AD 与实际接受临终医疗服务的一致性，减少了医疗纠纷。

（二）姑息治疗（Palliative Care，PC）

在中国台湾、日本等地也称"舒缓医学"，是临终治疗的一种方式。选择姑息治疗还是激进的常规治疗，是 AD 协议中关于治疗决策的重要选项。世界卫生组织（WHO）对姑息治疗的定义为"针对那些对治愈性治疗不反应的病人，对患者进行积极、全面的治疗和护理，控制疼痛及相关临床症状，并对患者的心理、社会和精神问题予以重视和疏导"。同时，将 PC 列为肿瘤治疗的预防、早期诊断、根治治疗和姑息治疗四项重点之一。此外，ASCO、ESMO、NCCN、EAPC 等各大权威医疗机构均强调对疾病终末期患者姑息治疗环节中生理、心理和精神需求的协调管理。

临终期患者的医疗投入较大。美国相关统计数据显示，当年医疗费用中 25% 花费在患者生命的最后一年。英国相关统计数据显示，临终患者占总住院天数的 20%。从经济学角度衡量，国际大量研究数据显示老年人的医疗支出急速上涨，其总医疗费用绝大部分集中临终前半年，姑息治疗可显著减少患者在临终期无效、频繁住院和ICU，因此节省大量医疗费用，提高了医疗资源的利用率。

中国目前严重缺乏临终关怀导致过度治疗。临床严重缺乏对临终姑息治疗的重视，仅有一些高水平医院配备了姑息科，而且姑息治疗介入普遍偏晚。老人临终期绝大多数在医院度过，死亡前持续接受大量激进治疗服务，存在过度治疗、不良用药、多重用药等多种不良现象。过度治疗的毒副作用大大增加了已处于临终期老人的痛苦和家庭的经济负担。目前，在我国推广姑息治疗的难点如下：

（1）不同医院对姑息治疗有不同的认识和理解，因而采取不同的治疗措施，难以合理利用现有的医疗卫生资源更加有效地开展姑息医学。

（2）肿瘤姑息治疗临床实践中缺少相应的医患交流，患者对应对诊断及预后知情、参与治疗决定等问题认识不同，医务人员也不相信或低估了患者的疼痛，我国发展姑息治疗可借鉴目前以发展较成熟的欧美国家临终关怀模式和经验，融合中国传统的生死观与临终关怀"优死"核心理念，结合我国本土"中医药""生死观""宗教观"发展适合我国国情的临终关怀模式。

在发达国家，临终期患者采用姑息治疗的临床比例非常大，2011 年统计美国45% 的患者死亡前接受过姑息治疗的服务。2000～2010 年的 10 年间美国新建立超过1 000 家姑息治疗医疗机构，在 2000 年只有四分之一的医院提供姑息治疗服务，而到了 2010 年三分之二的医院设立了姑息治疗机构。姑息治疗的地点很灵活，美国姑息治疗 66% 是在家里实施，26% 是在门诊姑息机构协助实施。很多姑息治疗组织致力于对临床如何实施基本的姑息治疗进行教育，比如美国临床肿瘤协会（American Society of Clinical Oncology）联合美国临终关怀和姑息医学学会（American Academy of Hospice and Palliative Medicine）共同促进临床医生对姑息治疗的课程培训、能力培养、评估工具。肿瘤自评机构——美国肿瘤姑息治疗质量评估计划（Quality Oncology Project Initiative，QOPI）对全国姑息治疗临床应用情况做统计分析，如临床患者接受姑息治疗的比例、接受姑息治疗的时间等。QOPI 计划成功地降低了在临终前两周仍接受化疗治疗患者的比例。

积极推动姑息治疗可从以下几个方面着手：

（1）政府和相关主管部门促进立法，规范临终医疗服务包，包括抢救规范、终点和结算与支付方式等。

（2）积极推动社区医疗，发展医养结合的新型养老服务，将便利的医疗保健服务整合到社区，积极开展家庭医生签约制和家庭病床服务。

（3）将临终治疗关注点从"病"过渡到"人"，对于"末期疾病"患者临床目标应该从"疾病治愈"目标转为"缓解躯体症状、关怀心理需求"，建立以患者为导向的治疗方案。

（4）积极引导临终患者合理利用医疗公共资源，通过避免发生高额抢救治疗费用，通过发展社区医疗将患者从高等医院转到较低消费的医疗护理性医院，实现有限的医疗资源合理分配利用。

（5）加强医患沟通，注重医务人员与患者及家属对临终期患者姑息治疗方式的沟通技巧，缓解医患矛盾。

（6）培养相关人才和队伍，按照服务数量和质量建立薪酬制度，鼓励更多的人从事姑息治疗相关职业。

（三）医养结合

医养结合主要反映临终老人以病带养的服务需求。为实现高龄老人获得慢病管理、医疗康复、长期护理和临终纾解等服务的可及性，需要按照人口老龄化的需求完善国家医疗服务供给体系和相关制度安排，并非养老院办医院和医院办养老院。例如，在澳大利亚由家庭医生负责，老人的家庭医生每周到机构看望老人一次，对老人的健康状况进行评估。

第四节　健康保险的发展空间与发展战略

从医疗服务需求到健康管理需求，供给链条不断延长，供需双方的风险也在加大。社会医疗保险和社会医疗救助的主要功能是保基本、保底线，服务增量带来的风险是商业健康保险的发展空间。

一、商业健康保险的发展空间

医疗服务是大健康生态体系的核心主体，医疗行为是公认的高风险行为，风险来源为医学科学中太多未知领域，以及患者的个体差异性。这让医疗行为比其他行业具有更多的不确定因素，这种高风险伴随着不可避免的医疗纠纷。

从医疗服务供给方来看，在传统医疗服务模式及风险以外，在医改政策的推动下，医共体、医联体、医生集团得到了快速发展，还有多点执业、自由执业等医疗行为风险。近年来，每年医疗纠纷数量均有 10 多万起，医患关系不容乐观，医生职业风险在不断加大。需要保险公司从服务产业的角度，与医院、医生深入沟通，了解医疗风险保障需求，在传统医疗风险保障基础上不断探索和创新。利用互联网高效的风险保障优势，为传统医疗和新型医疗场景提供风险保障。以在线医疗风险管理解决方案为例，为医疗风险管理提供覆盖事前、事中、事后的一揽子解决方案，推出"手术意外险 + 单台手术医责险 + 医师个人职业医责险 + 医疗机构责任险 + 患者医疗风险教育"的综合解决方案，从事前患者风险认知、事中风险覆盖到事后的纠纷调解、理赔、法律服务等全方位服务保障。通过医疗风险管理解决方案，让医疗从业者有更多的精力专注于患者治疗和医学研究，以此深化健康保险公司与医疗机构和医生专家在医疗风险保障体系方面的合作，全方位地为医院、医生和患者保驾护航，助力分级诊疗和多点执业政策的贯彻落地，做真正懂医疗、有温度的保险产品。

从医疗服务需求方来看，患病需要全病程保障，加强医疗服务标准化，为最有风险保障和管理需求的患者人群研发单病种解决方案。例如，数据显示我国有乙肝携带者约 1 亿多人，肝病患者主要以慢性肝炎为主，如果不及时进行治疗和患者管理，会在中长期逐渐发展为肝纤维化，再严重到肝癌。在肝病领域内，北京佑安医院是全国最顶尖专科医院之一，以感染、传染及急慢性相关性疾病群体为主要服务对象和重点学科，是集预防、医疗、保健、康复为一体的大型综合性医学中心，尤其在肝癌精准医疗和肝病医疗 AI 上走在全国前列，有着完善和健全的随访管理体系及特需门诊、远程会诊等多层次医疗服务体系。以泰康在线为例，引入北京佑安医院以规范化诊疗服务和科学化队列随访为基础的标准化管理方案，将保险作为风险保障和金融支付方式，为单病种患者提供肝病的专业患者管理服务及疾病进展风险保障。

中国保险行业协会 2014～2017 年前三个季度的人身保险产品运行情况简报显示：在产品类型上，健康保险产品最多，有 4 164 款，占 45%，其中，费用补偿型和定额给付型医疗保险占 50% 以上、重疾额防癌险占 36.1%、个人税优型保险有 25 款。在团体保险产品开发上，健康保险占 61%。从访问查询中，以健康保险中的医疗保险和重疾防癌保险为主。

二、商业健康保险的发展战略

2017 年 11 月，中国保监会下发了《健康保险管理办法（征求意见稿）》（以下简称《征求意见稿》），进一步明确了健康保险的定位，全面深化了商业保险在国民健康发展进程中的作用，体现出健康保险发展的新战略。商业健康保险应当基于自己在人才、技术和资金等方面优势，制定发展战略，创新管理体制机制，打造保险、管理与服务一体化发展的研发、生产和销售平台。

（一）保险与健康管理服务相结合

适应国民不断增长的健康需求开展健康管理服务。2012 年 8 月 18 日，中国保监会发布《关于健康保险产品提供健康管理服务有关事项的通知》（保监发〔2012〕73 号，以下简称"73 号文件"），对各人身保险公司所提供健康管理服务的范围和定价进行了规范。健康管理服务，是指保险公司针对被保险人相关的健康风险因素，通过检测、评估、干预等手段，实现控制风险、改善健康状况的服务，包括健康体检、就医服务、生活方式管理、疾病管理、健康教育等，探索健康管理组织等新型组织形式。例如，昆仑健康推出了慢性病（高血压、糖尿病等）保险产品"糖尿病人群终身疾病保险（A 款）"，并且针对特定参保人群，开展长程心电监护、血压监测等更具针对性的个性化健康管理服务。新规定将分别从服务方式、服务合同/条款、服务价格三方面对健康管理服务加以规范，将由此带来的分摊成本从"不得超过净保险费的 10%，提高到 20%"，超出以上限额的服务应当单独定价，不计入保险费，并在合同中明示健康管理服务价格等规定。

（二）开发适应人口老龄化的新产品

2013 年 9 月国务院发布《国务院关于促进健康服务业发展的若干意见》（国发〔2013〕40 号，以下简称"40 号文件"）提出，积极开发长期护理商业险以及与健康管理、养老等服务相关的商业健康保险产品。

（三）保险智能审核介入医疗管理

40 号文件还提出，推行医疗责任保险、医疗意外保险等多种形式的医疗执业保险。同时，要求建立商业保险公司与医疗、体检、护理等机构合作的机制，加强对医疗行为的监督和对医疗费用的控制，促进医疗服务行为规范化。通过智能审核等措施介入医疗费用管控环节，从被动付费转向主动控费。2016 年，平安健康险与南方医科大学深圳医院签署战略协议，开启了国内首家大型专业健康险公司与公立医院和私立医院管理式医疗合作的先河。尽管医疗意外险费率厘定困难，缺乏相应的责任定义，既往理赔经验少，风险评估依据不足，理赔实际赔付责任与条款责任释义难以严格一致，但是将医疗意外险纳入健康险范畴，可为加强商业健康保险与医疗机构深度合作提供重要的基础。为此，医疗行业的发展将直接影响保险产品的承保、核保以及理赔的成本。

此外，国家支持保险机构参与健康服务业产业链整合，探索运用股权投资、战略合作等方式，设立医疗机构和参与公立医院改制。目前，一些大型保险公司凭借雄厚实力投资建设医院，比如泰康人寿、太平人寿等保险企业都出资设立了医院。

（四）信息互联和数据共享

《征求意见稿》提出，"在充分保障客户隐私和数据安全的前提下，鼓励保险公司与医疗机构、基本医保部门等实现信息互联和数据共享"。卫生医疗大数据是健康保险精算的基础，缺乏数据是保险公司以往经营医疗健康保险业务效率不高的主要原因。

（五）参与社保经办服务

40 号文件还提出，鼓励发展与基本医疗保险相衔接的商业健康保险，推进商业保险公司承办城乡居民大病保险，扩大人群覆盖面。鼓励以政府购买服务的方式委托具有资质的商业保险机构开展各类医疗保险经办服务。

本章小结

本章从医疗体制改革视角，研究了如下四个问题，为健康管理和商业健康保险的发展空间和战略奠定基础。

第一，从价值取向切入，介绍了医疗体制改革的正确价值取向和理论机理；

第二，提出以居民健康为中心的两维正三角形的医疗服务供给体制，并详细阐述了内在的理论含义；

第三，从积极老龄化视角提出了人口老龄社会的医疗服务体系架构，并深入解析医疗服务链的主要内容，包括健康管理、慢病管理、急诊救治、疾病诊治、康复医疗、长期护理和临终纾解；

第四，基于人口老龄社会的医疗服务供给体系，分析了商业健康保险的发展空间与发展战略。

思考题

1. 我国医疗体制改革应当遵循怎样的价值取向。
2. 论述以居民健康为中心的医疗供给体制的主要内容及政策意义。
3. 简述"医联体"与"医共体"的概念及区别。
4. 论述老龄社会下医疗服务体系的供给架构及医疗服务链的主要内容。
5. 面对居民日趋增长的健康管理需求，商业健康保险会面临怎样的发展空间以及应坚持怎样的发展战略。

专业术语

1. 医疗供给体制（Medical Service Supply System）：指提供医疗服务所涉及的价值取向、资源配置和管理模式。

2. 价值取向（Value Orientation）：指做出各种决策判断和行为所依据的指导思想、理念和价值前提。

3. 医联体（Medical Partnerships）：主要指医疗机构之间形成技术协作联盟，但医联体内部各医疗机构之间独立经营，自行负责各自的人事、财务和资产等，可以分为单一型和竞争型两类。单一型医联体是指一个区域内只构建一个医联体，所有医疗机构根据自己的规模、等级、技术能力等开展分工协作；竞争型医联体是指一个区域内构建两个或两个以上的医联体，各医联体内部的医疗机构展开分工协作，但不同的医联体之间展开竞争，以此促进本地区内医疗资源宏观绩效的进一步提升。医联体，"联"在疑难重症的双向转诊、远程医疗和异地就医的医疗服务。其建立目标是解决本地市和本区域的重大疾病和疑难重症问题，重在建设医生组、专家组和提高临床创新能力。

4. 医共体（Medical Community）：是指医疗服务集团内部所有医疗机构的资产、人事、财务实行统一管理，在大型医院和二级医院、基层社区卫生服务机构之间，形成利益共同体和责任共同体。医共体，"共"在以居民健康管理为共同目标，其组织目标是改善本区域的居民健康，包括15分钟实现首诊、健康教育、公共卫生、慢病管理、康复服务和老年护理、临终慰藉等，重在建设健康管理团队和服务网络，提高居民信任度和患者的依从性，因此，提倡整合人财物、事业规划和责任考评制度，建设紧密型共同体。

5. 全科服务（General Medical Service）：是指处于卫生服务体系的"金字塔"底层，处理的多为常见健康问题，其利用最多的是社区和家庭的卫生资源，以低廉的成本维护大多数民众的健康，并干预各种无法被专科医疗治愈的慢性疾患及其导致的功能性问题的医疗卫生服务。

6. 专科服务（Specialty Medical Service）：是指处于卫生服务体系的"金字塔"上层，其所处理的多为生物医学上的重病，往往需要动用昂贵的医疗资源，以解决少数人的疑难问题的医疗卫生服务。

7. 国家医学中心（National Medical Center）：是指在区域内按综合和不同专科类别设置的，承担包括疑难危重症诊断与治疗、高层次医学人才培养、高水平基础医学研究等职能的医疗机构。

8. 医疗服务体系（Medical Service System）：是指遵循全生命周期的、从基层做起的，卫生计生、健康管理、疾病首诊、慢病管理、临终纾解，以及地区性急症救治、专科治疗、康复医疗、长期护理等服务体系。

9. 人口老龄化（Aging of Population）：指人口生育率降低和人均寿命延长导致的总人口中因年轻人口数量减少、年长人口数量增加而导致的老年人口比例相应增长的动态。国际上通常看法是，当一个国家或地区 60 岁以上老年人口占人口总数的 10%，或 65 岁以上老年人口占人口总数的 7%，即意味着这个国家或地区的人口处于老龄化社会。

10. 慢病管理（Chronic Disease Management）：是指对慢性非传染性疾病及其风险因素进行定期检测、连续监测、评估与综合干预管理的医学行为及过程，主要内涵包括慢病早期筛查、慢病风险预测、预警与综合干预，以及慢病人群的综合管理、慢病管理效果评估等。

11. 康复医疗（Rehabilitation Therapy）：一种介于急性医疗和长期照护之间的医疗服务。我国实行"三级康复"体系，包括三级综合医院急诊科、神经内科、骨科和康复医学科的急性期康复医疗（一级康复治疗），二级综合医院康复医学科、康复医院、康复中心的稳定期的中期康复治疗（二级康复治疗）和社区康复医疗机构的恢复晚期及后遗症期的康复治疗（三级康复治疗）。

12. 长期护理（Long Term Care）：指针对伤病治疗和经过康复治疗阶段后，基本失去康复体征的进入长期照护过程。

13. 临终纾解（Dying to Relieve）：指为临终治疗患者分担情绪和纾解忧愁的服务。

第四章 ..

医疗机构改革与健康保险发展

医疗机构改革与发展主要面临以下两个挑战：一是公立医院改革涉及的体制机制问题；二是在互联网条件下的医疗信息化带动了医疗机构变革。由此讨论这些挑战与变革将给商业健康保险带来怎样的发展机遇。

第一节　公立医院与公益医院

20世纪80年代以后，国民基本医疗服务需求发生了变化，以公立医院为核心的基本医疗服务供给体制遇到挑战，公立医院的公益性是否可以维持，如何打造公益医院，是世界各国都要面临的挑战。

一、公立医院的起源与改革

公立医院是指国家出资和政府管理的、提供基本医疗服务的非营利性医院，在财务上建立财政专户，实行收支两条线，非公司化运行。广义的公立医院包括公立的各类医疗机构，如领取政府工资的首诊医生和诊所。

在公立医院功能定位与作用研究方面，诸多学者已取得共识，认为公立医院需要提供正外部性的公共服务，即公立医院应具备社会性功能，比如传染病防治、医学研究与医学教育、基本健康的防预（Overt和Watanabe，2003）、为弱势群体提供低廉甚至免费的医疗服务（Filmer等，2000；Barnum，1993），同时还认为尽管发展中国家的公立医院运转存在很多问题，但公立医院体系仍然是重要的基本医疗服务提供主体。

公立医院具有以下主要特征：（1）由国家预算和政府主办，包括任命院长、聘任医务人员和管理人员，在有些国家，公立医院医生执行公务员薪酬制度；（2）提供公共卫生和基本医疗服务，履行医疗保障责任，实施人人享有基本医疗服务的目标，而基本医疗服务的内容和水平取决于一个国家的经济发展水平和价值取向；（3）非市场化和非公司化运营，其组织类型属于公共部门和事业单位，坚持"收支两条线"和"设立财政专户"的财务管理原则，缺乏调动医务人员和管理人员积极性的机制。

在西方国家，公立医院的运营效率均比较差，无论在医院外面有多少人在排队，在医院内部总有30%以上的资源处于闲置状态。在中国，很多公立医院存在灰色收入现象，这在一定程度上激发了医院和医生的积极性，但这部分灰色收入分配不公，甚至还有诱发医务人员犯罪的负面作用。

1948年，英国成为世界上第一个福利国家，为国民提供免费医疗，准确地说是免费的住院医疗服务，门诊药费由患者自理。1949年，第一个女性老年患者作为免费医疗的受益者从医院走出来，使英国成为举办公立医院的标杆。20世纪60年代，伴随公共服务需求的不断提高，发达国家开始公共部门分权改革；20世纪80年代以后，随着居民医疗服务需求的增长、老龄化水平的深化、医疗科技水平的提高、政府医疗投入不足和公立医院低效率的体制缺陷逐渐凸显，相关国家着手推动公立医院改革。英国创建了公立医院联合体，形成内部市场竞争机制，新西兰创建了皇冠卫生企业。在该阶段，有限政府理论开始出现，认为政府对医疗的财政投入不能无限制地增长，只能对荣誉国民和贫困家庭的基本医疗服务买单。因此，通过举办公立医院的方式满足基本医疗服务需求的时代结束了，公益医院开始登上历史舞台。一方面，世界卫生组织（WHO）提出了政府30%、社会互济50%、个人支付20%的卫生医疗筹资原则，德国、法国由政府和社会资本共同举办的公益（非营利）医院的模式逐渐得宠；另一方面，淡化公立医院的发展，催生了社会资本和商业资本创办医院的浪潮。

关于公立医院的发展趋势，国外学者运用经济学、行政学和管理学等理论进行研究，取得丰富的研究成果。例如，运用公平正义理论论证国民享受可及、安全、可靠、可负担的医疗服务的权力，运用信息经济学解决医疗信息不对称的问题，运用委托代理理论解决医疗服务提供主体的激励约束问题，为研究公立医院改革和公益医院发展提供了重要的理论支撑。治理理论也为医院管理与机制改革开辟了新的理论路径。在公立医院治理结构研究方面，国外学者主要基于产权与治理两个方面进行，这与西方国家强调产权明晰和管理效率有关系，相关学者认为产权结构是公立医院治理最重要的影响因素（Liu等，2009；Bupe等，2015）。

关于公立医院的发展趋势主要有三种选择：一是自主化，即依法建立财务收支平衡和自负盈亏的责任制；二是法人化，即实现公司化和市场化竞争；三是社会化，即与社会资本和商业资本合作。但是，公共卫生服务的外部性决定，公共卫生机构的公立性不会改变，社会资本的介入是十分有限的。

二、中国公立医院的改革与发展

新中国成立之初，我国经济百废待兴，缺医少药的情况十分严重，医保制度建设从零起步。为了解决国民看病问题，政府依照苏联医院建设模式，建立了大量的国有医院和基层医疗机构。同时，依托计划经济体制下福利型的劳保医疗制度、公费医疗制度和农村三级卫生服务网，公立医院承担了公益性质的医疗供给服务责任。

（一）计划经济时期的公立医院（1949～1978年）

在新中国成立之前，我国没有完整的公立医院服务体系，由国民政府主导建设的公立医院零星地分布于南京、上海、北平、重庆等重要城市，主要服务对象也局限于特定群体，普通群众很难享受到较为现代化的医疗卫生服务。新中国成立之后，经过1949年到1978年计划经济建设30年，公立医院体系取得了巨大的发展成就，初步形成了布局合理、层次清晰、功能完整的公立医院服务体系，居民的医疗服务保障得到切实加强。

首先，政府集中力量兴建了大批医疗服务机构，基本填补了落后地区医疗服务体系发展上的空白，医疗服务资源的布局得到优化。

其次，市、区（县）两级综合性的公立医院逐级承担了城市地区和农村地区转移到城市地区的主要医疗服务需求，同时对医疗服务要求较高的专科医院也得到了一定发展。街道（乡）、村级别的卫生服务机构虽然以卫生保健服务为主，也提供了最低层次的初诊服务，特别是农村合作医疗和"赤脚"医生的实践是因地制宜的成功案例。由此便构成了层级分明、搭配合理的公共医疗服务体系，提升了医疗服务效率。

最后，在层次较高的综合性公立医院，大都实现了医疗服务科室的完备设立和科学细分，医疗教学和医疗科研工作也有一定程度的开展。在低层级的公立医疗机构中，医疗服务科室在一定程度上兼具卫生保健服务的功能，使整个公立医院体系的功能得到了较好发挥。

在这个阶段，公立医院体系的各项基本指标都得到了迅速提升，且极大地推进了医疗卫生服务的公平性，为整个国民健康水平的提高做出了显著贡献。在医院数量上，1965年达到了5 330家，比1949年的2 600家翻了1倍，1970年则高达5 964家，1978年为9 293家，到1980年已经接近1万家，增长比例接近4倍[1]。极大地缓

---

① 孟庆跃："中国公立医院改革：挑战与机遇"，《香港医院改革研讨会报告》，2010年。

解了因地域、阶层和经济水平等因素造成的医疗服务不均衡状况，促进了医疗服务的公平可及性。

在此阶段，我国公立医院体系的运行效率很高。通过基本卫生服务体系的建设及其功能的发挥，我国公立医院培养和帮助培养了大批初级医务人员，形成了劳动密集型的医疗技术。同时，我国公立医院还很重视前期预防和初级保健在医疗服务过程中发挥的作用；积极参与开展公共卫生计划。卫生总费用仅占 GDP 的 3%，大部分用于卫生服务而非医疗服务，公立医院仍较好地满足了全民日益增长的医疗服务需求，为国民综合健康水平整体进步贡献了重要力量。例如，我国的人口死亡率由 1949 年的 20‰下降到 1980 年的 6.34‰，人均预期寿命则由 1949 年的 34 岁提高到 1982 年的 68 岁，增加了一倍[1]。

尽管计划经济时期我国公立医院体系建设取得了令人瞩目的成绩，但是受限于历史条件和实践经验，仍然存在诸多不足，主要表现为以下几方面：一是整体服务水平较低，主要解决最基本的医疗服务，临床创新能力十分有限；二是运行效率较低，过多的行政干预和僵化的管理机制抑制了医院和医务人员的积极性，存在"干多干少一个样"的问题；三是医疗资源的非均等化状况明显，城乡医疗服务水平差距较大；在城市，医疗资源也集中于享受公费医疗或集体待遇较好的群体；某个群体存在过度消费的问题；四是缺乏监控手段，滥用医疗资源，出现滥开药品或其他物品的现象。改革开放后，伴随计划经济体制和集体经济体制的改革，城乡公立医院的运行体系都难以为继。

（二）改革开放后的公立医院（1979～2004 年）

随着改革开放后国家发展的重心调整为"以经济建设为中心"，政府对于公立医院的发展开始减少财政投入，逐渐将公立医院推向市场。这个阶段的公立医院改革可以用以下关键词来描述。

第一，简政放权。1978 年，党的十一届三中全会开始推进改革开放和市场经济体制转变，对公立医院"放权让利"。1979 年，时任卫生部部长大胆提出"要运用经济手段管理卫生事业"。随后，原卫生部等三部委联合发出《关于加强医院经济管理试点工作的通知》；原卫生部又开展了对医院的"五定一奖"工作[2]，尝试对医院实行"定额补助、经济核算、考核奖励"。1980 年，国务院批转原卫生部《关于允许个体医生开业行医问题的请示报告》，打破了国营公立医院在医疗卫生领域一统天下的局面，标志着公立医院改革的政策导向开始转向市场化。1985 年初，赤脚医生开始退出历史舞台。同年 4 月，国务院批转了原卫生部起草的《关于卫生工作改革若干政

---

[1]　李玲：《中国公立医院改革》，社会科学文献出版社 2012 年版，279 页。
[2]　"五定一奖"，即定任务、定床位、定编制、定业务技术指标、定经济补助、完成任务奖励。

策问题的报告》，提出"必须进行改革，放宽政策，简政放权，多方集资，开阔发展卫生事业的路子，把卫生工作搞好"的医疗卫生决策指导原则，这符合当时经济体制改革的大环境，使医疗卫生体制改革的重点从农村转向城市。国务院提出我国发展医疗卫生事业的基本思路是：鼓励多渠道办医，实行放权、让利、搞活，鼓励创收和发展，改革收费制度，手段明确为"给政策不给钱"，改革的基本做法是复制国有企业改革的模式，通过"放权让利、扩大自主权和分配制度改革"政策的执行，有效地缓解了"看病难、住院难、手术难"等突出矛盾，调动了医务人员的积极性，医疗机构的效率和服务供给有所增加，卫生总量持续增长。

第二，医院创收。1989年国务院批转了原卫生部、财政部、人事部、国家物价局、国家税务局《关于扩大医疗卫生服务有关问题的意见》，提出调动医院和医生积极性的5条意见①。这项卫生政策虽然提高了医院效率，但刺激了医院创收，也在某种程度上加重了"看病难、看病贵"的问题，影响了医疗卫生资源的合理分配，使卫生机构的公益性严重下降。1989年原卫生部发布《医院分级管理办法》，按照医院规模、医院的技术水平、医疗设备、医院的管理水平和医院质量将公立医院分为三级十等，即甲、乙、丙三等，三级医院增设特等。其中，一级医院指直接向一定人口的社区提供预防、医疗、保健、康复服务的基层医院和卫生院；二级医院指向多个社区提供综合医疗卫生服务，承担一定教学、科研任务的地区性医院；三级医院指向几个地区提供高水平专科性医疗卫生服务，执行高等教学、科研任务的区域性以上医院②。之后，医疗资源开始向大医院集中。

第三，吃饭靠自己。1992年9月，国务院下发《关于深化卫生改革的几点意见》，原卫生部按"建设靠国家，吃饭靠自己"的精神，要求医院在"以工助医、以副补主"等方面取得新成绩，并提出"我国卫生事业是公益性的福利事业"，"支持有条件的单位办成经济实体或实行企业化管理，做到自主经营、自负盈亏"。此后，像点名手术、特殊护理、特殊病房等能够给医疗机构带来效益的新事物在国内全面开展。随之，医生开大处方、多用高新仪器检查，甚至乱收费，医务人员和患者间的"红包"，以及医院和药商间的药品回扣等现象也相继出现。

第四，回归公益性。1996年，面对公立医院愈演愈烈的趋利性，中共中央、国务院出台《关于卫生改革和发展的决定》，提出了在医疗领域要改革城镇职工医疗保险制度、改革卫生管理体制、积极发展社区卫生服务、改革卫生机构运行机制等决策思路，并强调要重视医疗保障、医疗卫生服务和药品流通三大体制统筹协调的必要性。强调人民健康保障必须要适应国家经济的发展，明确政府在医疗卫生领域的重要

---

① 调动医院和医生积极性的5条意见：积极推行各种形式的承包责任制；开展有偿业余服务；进一步调整医疗卫生服务收费标准；卫生预防保健单位开展有偿服务；卫生事业单位实行"以副补主，以工助医"。

② 朱宏光："医疗机构就医环境评价探讨"，《检验医学与临床》，2007（7）：680～681页。

责任，并指出社会公益性是我国医疗卫生事业最重要的属性。同时，该决定还提出加强社区卫生服务的意见，启动医疗保障制度、医院管理体制、药品管理体制联动等，社区医疗机构逐渐发展起来。1999 年出现了公开拍卖公立医院的现象，以江苏宿迁为例，2000 年至 2007 年间拍卖了 133 家公立医院（卫生院），公立医院仅剩两家。2000 年 12 月，中共中央、国务院颁布了《关于城镇医药卫生体制改革的指导意见》，将医疗机构分为非营利性和营利性两类进行管理，非营利性医疗机构实行以内部竞争机制，强调放开管制，规范运营；营利性医疗机构则按照医疗服务价格开放的机制运营。

第五，"非典事件"觉醒。2003 年，漫及全国的"非典事件"对我国公共医疗卫生系统进行了沉痛的拷问。2004 年，原卫生部相关发言人在一次医改研讨会上指出：如果政府只负责少部分公立医院，国家医疗保障责任将大踏步后退。同年 7 月，医疗机构是市场化还是公益性的争论开始明朗，以全面建设市场化的观点占据了绝对上风，医疗机构投融资论坛向媒体透露，包括民营和外资共几百亿元的经费要投入民营医院，中国医疗市场化改革似乎要继续推进。

综上所述，公立医院市场化受当时"以经济建设为中心"方针的引领，市场经济观念和市场意识深入人心，经济改革又带来国民医疗服务需求的大量释放，医疗领域的旧有服务观念和服务机制受到冲击，对医疗服务提供的效率提出更高要求。届时公立医院改革主要有三个目标：一是扩大公立医院的医疗服务供给能力；二是提高公立医院的运行效率；三是控制卫生费用快速增长。这段时间，一方面，公立医院的数量、床位数量、设备数量、建筑面积等都呈快速增长趋势，诊疗服务能力得到大大提升；另一方面，公立医院"大处方""大检查"的现象普遍，医疗费用快速上涨，"看病贵"问题突出。1990 年门诊次均费用仅为 10.9 元，到 2003 年已经增长到 108.2 元，增长了近十倍，住院人次均费用由 473.3 元，增长到 3 910.7 元，增长比例超过八倍。过度市场化改革导致公立医院的公益性淡化，趋利性增加，出现因病贫困、医患关系恶化等深层次的社会矛盾（见表 4.1）。

表 4.1　　　　　1993 年与 2003 年城乡地区不同收入群体的住院率

	城市（%）		农村（%）	
	1993 年	2003 年	1993 年	2003 年
最低收入群体	4.3	2.6	2.5	2.6
较低收入群体	4.4	2.4	2.8	2.2
中等收入群体	4.6	3.9	2.6	2.2
较高收入群体	4.4	4.3	2.8	2.8
最高收入群体	5.1	5.0	2.8	3.5

资料来源：《1993 年国民健康服务调查》和《2003 年国民健康服务调查》。

（三）公立医院回归公益性（2005～2009年）

2005年是我国公立医院发展的重大转折年。2005年5月，时任卫生部副部长马晓华对公立医院过分追求经济效益而淡化公益性的现象提出了严厉批评，强调公立医院必须坚持政府主导，适当合理地引入市场竞争机制，我国医疗制度改革的主要途径并不是产权制度改革。7月，国务院发展研究中心研究员葛延风发布研究报告《对中国医疗卫生体制改革的评价与建议》，得出"目前中国的医疗卫生体制改革基本上是不成功的"的结论。8月，时任卫生部副部长高强指出，当前对公立医院监管不力，要公立医院保持公益性。9月，联合国开发计划署驻华代表处发布《2005年人类发展报告》，指出中国医疗体制并没有帮助最应得到帮助的群体（特别是农民），结论也是中国医改并不成功。这三段"中国医改不成功"的论断引发了一场关于"医改是否成功"的全民辩论，社会关注热度也持续升温。原卫生部颁布了《关于深化城市医疗体制改革试点指导意见》，宗旨为保持公立医院的公益性。

随后，原卫生部发动全社会讨论医改方案。2006年6月30日，国务院第141次常务会议出台《关于深化医疗卫生体制改革的意见（征求意见稿）》，开始公开向社会居民征求意见，国务院策划启动了新一轮医改。2006年9月，党中央、国务院高度重视医改方案的制定，成立了由发改委、原卫生部牵头的11个有关部委（后增添到16部委）组成的医改协调小组，负责研究医改的总体思路和政策措施，并由时任国家发改委主任马凯和原卫生部部长高强组成双组长。医改协调小组成立后，又划分四个专题小组，就医改体制改革、医疗保障体制、药品流通体制和卫生投入机制四个方面，分赴20多个省市进行专题调研，而且小组对补供方和补需方等医改核心问题展开了激烈的辩论。2006年10月23日，在中共中央政治局第三十五次集体学习会议上，胡锦涛总书记重申了以公益性为基础的公共医疗卫生事业的性质，这明确了医药卫生体制深化改革的方向。2007年3月23日，医改协调小组委托6家国内外最具权威性的研究机构进行新医改方案独立平行设计。2007年10月17日，时任卫生部副部长高强指出，中国新医改方案总体框架已经确定。2008年2月29日，医改工作小组向国务院常务会议汇报最新医改方案，并根据与会国务院领导的意见，对医改方案做进一步修改，形成了医改方案的征求意见稿。2008年10月14日，发改委网站发布了《关于深化医药卫生体制改革的意见（征求意见稿）》，开始在网络上征求全民医改意见。至2009年1月，医改协调小组通过网络、传真、信件等方式共收到反馈意见35 260条，方案修改了190余处。

2009年《新医改方案》出台并提出，坚持公立医院的公益性，以发展基层为中心，实行收支两条线和基本药物目录，同时构建由"公共卫生、公益医疗、医疗保障、医药管理"构成的"四梁八柱"的医疗服务体系，并将"推进公立医院改革试点"作为五项重点改革之一。2010 年 2 月，原卫生部等五部委联合颁布了《关于公立医院改革试点的指导意见》，标志着公立医院改革试点正式开始。

1. 城市公立医院综合改革

在选取的 17 个城市进行了城市公立医院改革的试点工作，主要围绕完善医疗服务体系、探索管办分开、破除以药养医、强化内部管理、推进多元化办医五个主要目标展开，确定了城市公立医院改革的发展方向。核心目标是通过医院改革来控制医疗费用的不合理增长，破除"以药养医"体制，合理调整药品价格、取消药品加成、改革医保支付方式等。此后，改革不断深入。2011 年，城市公立医院改革试点范围逐步扩大，开始触及公立医院管理体制、运行机制、监督机制等方面；2012 年，涉及合理控费改革，包括禁止滥用抗生素、取消药品加成、推动医保支付方式改革、分级诊疗、推进以市场为主导的药品价格形成机制等方面的改革工作。2015 年，城市公立医院综合改革也新增了 66 个试点城市。

但在此期间，对基层公立医疗机构实行了"收支两条线，使用基本药目目录"的改革，严重抑制了基层医疗机构和医务人员的积极性和服务能力。

2. 县级公立医院改革

2012 年 6 月 7 日，国务院办公厅印发《关于县级公立医院综合改革试点意见》，该意见从明确县级公立医院的功能定位、完善补偿机制、改革医务人员的人事薪酬制度、建立现代医院管理体制、提升医院基本医疗服务能力、加强上下联动、完善监管机制等方面做了全面规定，其中，完善补偿机制、破除"以药养医"仍然是改革重点。县级公立医院的改革试点工作取得了很大成效：一是从制度上基本取消了药品加成，增加药事服务费，提高医疗服务价格，优化了对县级公立医院的补偿机制；二是推进医保付费方式改革，311 个试点县都不同程度地进行了医保付费方式改革探索，且在总额预算下推行按病种付费、按人头、按服务单元付费等复合式付费方式改革方面积累了诸多地方性经验。2015 年底，县级公立医院改革已在全国所有县展开。但是，这个阶段的公立医院改革仍然出现诸多问题，表现为：医疗资源分布不均，倒三角形的诊疗秩序；公立医院趋利发展、医疗服务供给不足、社会资本办医难以健康发展；因病贫困、医患纠纷等社会问题仍然存在。这些问题表明中国医改将进入深水区，涉及医疗卫生的体制和机制问题。

"十三五"时期是"新医改"的决胜阶段，也是实现"2020 年基本建立基本医疗卫生制度"目标的关键五年。2016 年，国务院在《深化医药卫生体制改革 2016 年重点工作任务》中选择了江苏省启东市等四个县市，开展县级公立医院综合改革示范工作，带动县级公立医院综合改革的完善，同时，扩大城市公立医院综合改革试点，新增 100 个试点城市，使全国试点城市达到 200 个。2016 年 6 月底，人社部印发《关于积极推动医疗、医保、医药联动改革的指导意见》，提出深化医药卫生体制改革要实行医疗、医保、医药联动（即"三医联动"）改革，充分发挥医保在医改中的基础性作用，建立符合医疗行业特点的人事薪酬制度。可以说，公立医院"三医联动"改革将成为未来重要的改革方向。

第二节　社会合作的医院体制

基于社会合作打造公益医疗机构提供基本医疗服务是很多国家的选择。由此形成"一主两辅"的医院体制和公益医院建设的 PPP 模式，也是公共服务第三条道路的典型案例。

一、"一主两辅"的医疗服务供给体制

（一）医疗服务需求分类

市场机制的理想状态是追求供需均衡，具有供给与需求平衡的价格、在均衡价格下供给量和需求量实现均衡[①]。在有医疗保障制度的国家里，为了实现医疗资源的有效配置，将医疗服务有效需求群体分为三类，即特需服务群体、大众基本医疗群体和个性化高消费群体。

（1）特需服务群体包括荣誉国民和贫困家庭两类。荣誉国民即指为国家做出特殊贡献的荣誉国民群体，包括战争伤残者和牺牲者的遗属们、火警缉毒警、见义勇为者等。在部分国家里，如果基本医疗保障发展不够成熟，也需要包括在职的高级官员，一个相对优越的医疗保障是对他们的补偿，也是他们应有的权利。贫困家庭，即指无能力支付保险费和医疗费用的人群，如无劳动能力、无经济收入和无供养人的人群，特别是老年人群，因患重大疾病出现灾难性支出时需要得到社会救助。

（2）大众基本医疗群体，即指人人享有的基本医疗服务，这是人类文明的产物，是伴随经济发展水平逐渐提高的消费需求。

（3）个性化高消费群体，即指高收入人群，他们的消费带动了健康管理和医疗服务水平的提高。

（二）医疗服务供给体制

有限的国家财政和医疗资源应当针对这三种需求进行分配，由此形成一主两辅的

---

① 曼昆著，梁小民、梁硕译：《经济学原理（微观经济学分册）》，北京大学出版社 2012 年版，83 页。

供给体制（见图4.1），包括公办医疗机构、民办公助医疗机构和私营医疗机构。

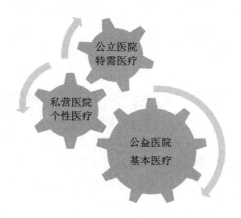

图4.1　一主两辅的医疗服务供给体制

1. 公立医疗机构服务特殊人群

公立医院应是政府为特需服务人群买单的医疗机构，即公共品。公立医院通常由政府举办，实行收支两条线的财务制度。因为服务于小众群体，处于医疗服务供给体制中的辅助位置。一是为荣誉国民提供相对优越的保健和医疗服务买单，即举办公立医院或者购买公益医院的床位。中国和美国均有军队医院、武警医院（见专栏4.1）；德国和法国没有这类医院，公共基金可以购买公益医院的服务；在英国，退休老人免诊疗费；在加拿大，为退休老年人提供医药费用补贴等。二是政府为特需服务中的贫困家庭建立廉价医疗服务区和廉价床位，保障他们得到基本医疗，不至于因病陷入贫困和因病返贫。政府可以举办便民公立医院，如美国模式；或者购买公益医院的床位，如新加坡模式（见专栏4.2）。在中国，为新中国成立之前老军人和老干部举办的就诊通道和诊所，是典型意义上的服务于国家功臣的公立医疗服务供给模式，这有别于现任官员群体。

专栏4.1

美国的公立医院

美国公立医院包括三类：（1）军队医院，免费为现役军人提供医疗服务；（2）退伍军人医院，免费为几百万伤残退伍军人、贫困退伍军人提供医疗服务；（3）各级政府办的医院，不同于我国的公立医院，美国各级政府举办的医院主要为贫困人口、65岁以上老人和19岁以下儿童提供免费的医疗服务。这三类人群在美国公立医院的看病费用由政府提供的医疗保险来买单。

专栏 4.2

新加坡公益医院里的廉价床位和高价床位

新加坡有新加坡和新加坡国家两大医疗机构集团，医院的重资产属于政府资产，轻资产属于民营资产，是典型意义的 PPP 模式的、公办民营的公益医院，政府和民营资本共同打造基本医疗服务体系。两家医疗机构均实行公司化管理，拥有经营自主权和微利收益，只有定价需要报送政府评估。在这两家公益医院里，均有三类病区和床位，包括政府购买的廉价病区和廉价床位，设备设施相对差（没有单间和空调）、医疗服务目录相对小，但医疗服务的品质很好；商业保险支付的高价病区和高价床位，设备设施相对好（包括套间病房）、医疗服务目录相对大，但医疗服务的品质与前者是一样的；还有提供基本医疗服务的普通病区和平价床位，由公积金计划下的家庭医疗储蓄账户支付。

2. 公益医疗机构提供基本医疗

公益医疗机构应当为 14 亿人口提供基本医疗服务，由社会医疗保险买单，属于准公共品。通常由民营机构举办，政府酌情提供土地、房产和设备、财政补贴等，实行收支有盈余、无营利的财务制度，盈余用于机构发展和提高人力资本；没有股东和分红利的财务安排；一般实行理事会的治理机制。因为服务于大众，在国家医疗服务供给体制中属于主体位置。

《深圳经济特区医疗条例》限制现有公立医院发展特需服务，要求其提供基本医疗服务的占比达到 90%；鼓励社会资本办医机构提供基本医疗服务，只要提供基本医疗服务达到 50%，即可以得到政府补贴。各类医疗机构在评定技术职称时一视同仁。该条例为发展公益医院奠定了法律基础（见专栏 4.3）。

专栏 4.3

深圳经济特区医疗条例中的公立医院和公益医院

根据《深圳经济特区医疗条例》（以下简称《条例》）的规定，非公立医疗机构的基本医疗服务量达到 50% 的，设施费用与公立医院同价，并享有财政补贴。《条例》第六条规定："鼓励和支持社会力量依法举办医疗机构。医疗机构不分投资主体、经营性质，在医疗服务准入、社会医疗保险定点、职称评定、等级评审、科研教学和学科建设等方面依法享有平等权利。鼓励和支持社会力量依法举办非营利性医疗机构。"第十二条规定："市、区财政部门应当建立基本医疗服务分级分类财政保障制度，对各类医疗机构提供的基本医疗服务，根据其功能定位、服务业务量、服务质量以及开展有关专项工作情况等给予适当补助。"第十三条规定："非公立医疗机构年度基本医疗服务业务量达到其年度医疗服务业务总量百分之五十以上的，其用电、用水、用气与公立医疗机构同价。具体办法由市人民政府另行制定。"第十四条规定："公立医疗机构年度基本医疗服务业务量应当达到其年度医疗服务业务总量的百分之九十以上。"

为构建一个正三角形的基本医疗服务体系，政府对基层首诊服务、地区专科服务和大区专家服务的补偿机制，在各国均有不同的策略。在英国，公共预算包括首诊服务和基本医疗的专科医院，同时越来越鼓励社会资本办医，以弥补公立医疗机构服务供给的不足。在德国，公共预算只对与政府签约的公益医院提供补贴，其余由社会医疗保险基金和商业健康保险实施补偿。很多国家对公益医院承担的医学研究工作实行公开投标、项目补贴和绩效管理制度。

3. 营利医疗机构提供个性化服务

营利医疗机构应当满足个性化医疗服务需求，由个人支付或者购买商业保险，属于私人物品，包括个人产权和股份制，股份制实行董事会治理机制。因为服务于小众，在国家医疗服务供给体制中属于辅助位置。伴随健康长寿和健康经济的发展，这部分医疗服务需求呈现增长趋势，特别是健康管理、康复、护理、美容等。

（三）社会合作与公益医院

公益医院是由社会资本举办（民办民营）或与政府联合举办的（公办民营），以对社会大众提供基本医疗服务为主的，有盈余没有股东分配的非营利医疗机构。公益医疗机构属于社会企业范畴，如果将大众的基本医疗服务视为社会服务，社会企业是最匹配的供给方式。

1. 社会企业的定义、起源与发展

社会企业俗称"运用商业模式、解决社会问题"的企业。社会问题主要指教育、医疗和养老等社会服务问题。中低收入和三无人员的购买力较低，社会服务需要低成本和保证质量的经营，即需要回避公共部门的低效率，也需要回避股份公司的高成本，社会合作企业是提高效率和降低成本的第三条道路。与非营利组织比较，社会企业可以有盈余；与中国的事业单位比较，社会企业是公司化运营；与中国的国有企业比较，社会企业主要提供社会服务。目前，学术界、实业界和国家的法律政策对社会企业尚没有统一的定义，但对如下五个主要特征取得了基本共识：以提供社会服务和社会效益为宗旨；公司化的商业模式运作；社会企业家领导；有盈余但不对股东分配；获得政府在政策、资金和资源方面的支持①。

在社会企业的起源方面，随着西方国家经济危机的产生和福利改革运动的兴起，社会企业传承社会契约精神和发展社会法治，作为一种创新性的社会组织应运而生。社会企业将公益与盈利相结合，不以利润最大化为目标，不实行股份制；按照控制成本和提高效率的原则进行资产配置，吸纳公共资源和社会资源，吸纳被排斥在市场外的劳动力就业，并将盈余用于偿还利息、补偿人力资本和企业发展；逐渐成为市场、政府之外的一股新兴力量。

社会企业的产生可以追溯到 20 世纪 80 年代的社会企业运动，首先在英国产生，进而在欧洲和美国有了长足发展。2002 年，英国官方定义由贸易与工业部（Department of Trade and Industry）提出："社会企业是具有某些社会目标的企业，盈利主要按照它们的社会目标再投入业务本身或所在社区，而非为股东和所有者赚取最大利润。"2015 年的英国社会企业调查报告显示，社会企业的数量已超过 7 万家②。

在欧洲，对社会企业的定义主要有两种意见：一种流派强调社会企业精神，认为通过生产活动增强社会影响是传统企业向社会企业转变的主要动力；另一种流派将研究限定在第三部门内，包括社会企业合作者，被视为融合经济与社会两项指标的混合组织。该流派对于社会企业的理解主要来自于 EMES（欧洲委员会成立的社会企业网络）的研究学者，其理想模式如下：（1）持续生产的能力；（2）高度自治；（3）较高的经济风险；（4）最低限度的有偿工作；（5）使社区受益的明确目标；（6）公民主动倡议；（7）资本与决策分离；（8）广泛参与；（9）利润分配有限性③。

在美国，更强调社会企业的收入能力，其定义更加广泛。具有代表性的观点：Gregory Dees 提出的社会企业架构，被视为解释社会企业的典型分析架构，他将社会性的企业分为慈善性质、混合性质和商业性质三类。他认为，社会企业是纯慈善（非营利组织）与纯营利（私人企业）之间的连续体，揭示出非营利组织低成本的商业化或市场化的途径。美国学术界认为社会企业包括以下几类：（1）参与社会公益事业的利润导向型企业；（2）协调营利目标和社会目标的双重目标企业；（3）从事商业活动的非营利组织④。在实践中，被界定为社会企业的企业更倾向于非营利组织。

2. 公益医院的起源与发展

---

① 邓汉慧、涂田、熊雅辉："社会企业缺位于社区居家养老服务的思考"，《武汉大学学报（哲学社会科学版）》，2015（1）：109～115 页。

② Social Enterprise UK，2013，The People's Business：State of Social Enterprise Survey.

③ Defourny J. FROM THIRD SECTOR TO SOCIAL ENTERPRISE [J]. Emergence of Social Enterprise，2001：1－28.

④ Kerlin J A. Social Enterprise in the United States and Europe：Understanding and Learning from the Differences [J]. Voluntas International Journal of Voluntary & Nonprofit Organizations，2006，17（3）：246.

公益医院是国家医疗保障制度下，政府与社会资本合作的，不以盈利最大化为目标的，为大众提供基本医疗服务的医疗机构。公益医院的理论基础是社会契约论。社会契约论最大贡献如下：一方面主张天赋人权和天然自由；另一方面阐明人类由于社会契约而丧失的是天然自由以及对于人们所企图得到的一切东西的无限权利，而人们所获得的是社会自由以及在社会合作中他所享有的一切东西的所有权。因此，公益医院首先产生在坚持"团结互助、社会互济、高度自治"社会文化的国家里，如法国和德国等欧洲国家。有一个现象值得关注，在国内大部分翻译文献将法国和德国的公益医院翻译为公立医院，造成读者的误解；在德国和法国，很多人在介绍他们的公益医院时，也被翻译为中国的公立医院，甚至导致很多法国人和德国人误以为，中国的公立医院与其公益医院相同。然而，在商业健康保险和营利型医疗机构非常发达的美国，由社会医疗保险基金支付的，为低收入老遗残人群入户服务的 PACE 在近期得到快速发展（见专栏4.4）。

专栏4.4

美国派送康复护理服务的公益组织

美国 PACE 协会是一个民间非营利组织，基于全国联网在社区设点，为老遗残人员提供居家照护服务，其管理体系比较完善。其中，客户的93%是美国联邦老遗残医疗保险计划的参保人，服务费用报销90%以上，另有10%客户是州政府支付医疗救助的贫困户。2015年美国进入深度老龄社会，老年康复护理服务需求不断加大，美国联邦老遗残医疗保险面临当期资金缺口，正在探索加大个人付费比例的问题。

以法国为例，强调"团结、自由和多元化"的社会文化。法国在1945年颁布实施《社会安全法》，包括建立国家医疗保险基金（NHI），1978年实现全覆盖。法国医院管理体制具有如下特征：（1）政府对医院系统具有绝对的控制权，包括医院规模和床位数、投资项目和大型设备采购、服务定价、公益医院医生工资等，但是，对诊所提供的门诊服务比较放权；（2）公益医院是主流地位，占总床位数的60%左右，私立医院床位数占比仅为30%左右；（3）公益医院的补偿主要来自国家健康保险基金。在国家健康保障支出中，NHI 占比为75%以上，各级政府拨款仅占1%，互助基金占7%左右，商业保险基金占3%左右，互助会占2%左右，家庭支付占10%左右。目前，雇员国家医疗保险费率为工资的12.8%，雇主费率为工资总额的6.8%。

综上所述，公益医院是政府与社会资本合作的产物，需要严格的公私合作法制与契约精神，才能实现物有所值的合作。

二、社会资本与公益医院

我国的医院分类主要有两种方式：其一是按照登记注册类型进行分类；其二是按照管理类型进行分类。按照登记注册类型将医院分为公立医院和民营医院，按管理类型可以分为非营利性医院和营利性医院。

公立医院应当具备三个要件：（1）公立医院是由政府或国有企事业单位作为出资人举办，属于公有产权的社会组织。（2）公立医院应当具备非营利性质，与营利性医院相比，在运营目标、盈余分配和资产处置权方面存在较大差异。简单来说，营利性医院在运营上可以利润最大化为目标，盈余可用于弥补出资者经济回报，而非营利性医院的运营盈余仅可用于自身发展。（3）公立医院应当具备一定服务规模和能力。从本质属性上讲，公立医院是为城乡居民利益服务的，是政府为城乡居民施行一定健康福利政策的主要载体，如果不具备一定的规模和能力，也难以承担起应尽的社会责任①。在我国城市两级和农村三级医疗服务体系中，在赈灾救济和公共卫生服务中，政府主导的公立医院都发挥着基础作用，尽管公立医院的发展遇到各种问题，但这个基础作用仍无所替代。

国家政策鼓励社会资本举办不以营利为目标的，以提供基本医疗服务为主要目标的医疗机构，被缩写为"民非"。2014年4月，《关于非公立医疗机构医疗服务实行市场调节价有关问题的通知》出台，首次明确非公立医疗机构服务价格实行市场调节，并允许自由定价的非公立医疗机构纳入医保定点范畴。此后，民营医院的投资和发展大大增速。2017年6月的数据统计，全国共有公立医院12 566个，民营医院17 153个，其中公立医院较2016年同比下降3.03%，民营医院同比增长12.09%。当前，民营医院已经成为我国医疗卫生服务体系的重要组成部分，对构建现代医疗卫生服务体系有积极的促进作用。民营医院是指经济类型为除国有和集体之外、由社会出资所办的医疗卫生机构，包括非营利性机构和营利性机构。2001年我国颁布的医疗机构分类管理制度，明确了营利性医疗机构的合法地位。

2000年出台的《关于城镇医疗机构分类管理的实施意见》是我国官方文件中首次提出"非营利性医疗机构"的概念，其定义为"为社会公众利益服务而设立和运营的医疗机构，不以营利为目的，其收入用于弥补医疗服务成本，实际运营中的收支结余只能用于自身的发展，如改善医疗条件、引进技术、开展新的医疗服务项目等。"在此概念下，非营利性医院是不以营利为目的，提供社会服务的医疗机构。在深圳市，正在根据医疗条例为非公立医院机构的发展打造平台（见专栏4.3）。

---

① 雷海潮："公立医院公益性的概念与加强策略研究"，《中国卫生经济》，2012，31（01）：10～12页。

目前，我国民营医院主要有 6 种办院模式：（1）民间投资，以本社区的医疗服务为主，建成一、二、三级医院；（2）民办公营，所有权与经营权分离，由民间资本投资，交由公办三级医院托管；（3）民办慢性病医院与公办三级医院联合，提供院后服务或连续性服务；（4）公办民营，即民营资本进入公立医院，占股或者带资托管公立医院；（5）政府购买民营医院的公共卫生服务；（6）民营医院多数选择专科医院模式①。

综上所述，中国的"民非医院"如何以及何时转化为社会企业型的公益医院，有两个最关键的问题：一是社会资本如何投资并与公共资源有效结合；二是民非医院的合理盈余如何产生和如何分配。

三、商业资本与营利医院

私人营利医院可以为高消费或高收入人群提供个性化的医疗服务需求，这类服务主要为中高端服务，由私人进行投资，包括中外合资诊所、股份制诊所和私立医院，为营利性医疗机构，它们的医疗服务价格放开，依法自主经营，照章纳税，依靠商业健康保险或患者自付来买单，医疗机构自负盈亏。

当然，私人营利医院也可以参与提供基本医疗服务，以解决医疗资源不足和居民的服务偏好问题。对于参与基本医疗服务的部分，比如对某些预防保健、慢性病管理等公卫项目的基本医疗服务，政府应提供相应的财政补贴和相应的政策优惠，医保也应当按项目或人头付费方式进行相应的补偿。例如，新加坡的医疗服务体系由公立和私立两个系统组成，公立医疗服务系统由公立医院和与私立医院或开业医师的联合诊所组成，私立医疗系统由私立医院和开业医师组成。医疗服务提供的分工比较明确，初级卫生保健主要由私立医院、开业医师、公立医院及联合诊所提供，而住院服务则主要由公立医院提供，私立医疗系统为居民提供基本医疗服务能够得到政府和医保的费用补偿。

在中国，营利性医院在 20 世纪 80 年代才首次出现，政策上缺少扶持，故而一度发展缓慢，而现今为满足日趋多样化的医疗需求，越来越多营利性医疗机构也随之出现。

四、公益医疗机构的体制机制

目前，我国公立医院的建设资金主要来自财政拨款，经营收入主要来自社会医疗

---

① 陈珞珈："我国民营医院的现状、问题与发展建议"，《中国卫生政策研究》，2009（1）：34～37 页。

保险、商业健康保险以及患者自费。但是，大多数公立医疗机构需要通过各种渠道找钱或者增加患者自费负担等形式实现营利目的，且有各种原因和理由，传统意义的公立医院已不存在，亟待建立公益医疗机构的综合治理机制。

（一）大区综合医院

隶属国家和省政府的大型医疗机构具有规模大、水平高、能力强和跨区服务的特点，一般具有三大功能：一是接受远程和异地转诊就医的疑难重症的基本医疗服务；二是高端医疗和国际医疗；三是临床科研和人才培养。以北京协和医院为例，要承担转化医学国家重大科技基础设施平台的建设，还要搭建重点实验室体系，既包括国家级的临床医学研究中心，还涵盖国家卫计委和教育部的重点实验室。可见，该医院具有一公一私一混合的集团经营特点。（1）基本医疗属于公益性业务，应当占其业务的90%以上。（2）高端医疗和国际医疗属于营利性业务，不属于公立医院的业务范围；在中国私营医院欠发达阶段，可以允许大型公立医院开展这类限制性业务，以满足当期高端和国际医疗服务需求，但不得超过其业务总量的10%，且应当按照私营医院建立财务制度和依法纳税，不应当占用公共资源做营利性业务。（3）科研经费来源也是多样的，包括财政预算、社会捐助、自筹资金等，应当依法规范各类资源的使用规则。

（二）市县综合医院

人民医院、中医院、妇幼保健医院和特殊专科医院（如职工康复医院）是城市功能和公共服务的组成部分，应当保持公益性，以提供基本医疗服务为主，限制性高端医疗服务不得超过业务的10%，并承担部分临床科研和人才培养工作。此外，应当鼓励社会资本举办进入市区和乡镇的综合医院和专科医院，包括公办民营、社会医疗保险基金购买服务等。

（三）基层医疗机构

社区医疗服务和健康管理需要社会合作。公共卫生服务以公立机构为主，社区医疗服务中心可以有公办民营和民办民营两种形式。基层政府通过提供重资产、医师资格、机构资质、财政和医保基金支付方式改革，以及医保医师信用管理、智能审核系统等措施实施监控、购买服务。此外，要鼓励医生开办私营诊所，满足居民个性化服务需求。

（四）社会医疗机构

2016年，国家卫计委发布《医学检验实验室基本标准和管理规范》的通知（国卫医发〔2016〕37号），为推进区域医疗资源共享医学检验实验室属于单独设置的医疗机构，为独立法人单位，独立承担相应法律责任，由省级卫生计生行政部门设置审批。在质控的基础上，逐步推进医疗机构与医学检验实验室间检查检验结果互认。鼓励医学检验实验室和其他医疗机构建立协作关系，在保证生物安全和检验质量的前提下，由医学检验实验室为基层医疗卫生机构等提供检查检验服务。鼓励医学检验实验室形成连锁化、集团化，建立规范化、标准化的管理与服务模式。医学检验实验室应当与区域内二级以上综合医院建立协作关系，建立危重患者急救绿色通道，加强技术协作，不断提升技术水平。可以鼓励民营资本投资这类医学检验试验室，并纳入卫计部门和医保部门的智能审核与监控系统。

第三节　商业健康保险与医疗机构

基于国家卫生医疗发展规划和"一主两辅"的医疗服务供给体制，商业健康保险在得到国家政策支持之后，可以从投资、签约和对接医疗机构入手，积极嵌入国家大健康经济体系。

一、投资医疗机构

2010年2月，国务院及其相关部委联合发布《关于公立医院改革试点的指导意见》，鼓励社会资本进入医疗服务领域，包括商业保险资金。同年，中国保监会要求保险公司探索医保合作的有效模式，鼓励保险公司投资医疗机构，与医药服务集团建立利益联盟或战略合作伙伴，实现产业优势互补，逐步建立全方位的健康风险管理体系。

商业保险资金投资医疗机构的国际经验是丰富的。在中国台湾，商业保险公司通过股权投资拥有自己的医院，经营保险公司的同时也在经营医院。在德国，商业健康险公司也可以直接拥有医疗机构，包括养老院、医疗服务机构、疾控管理公司、健康管理公司等。可以从前端的预防性医疗做到最终的危重疾病治疗，业务拓展到整个价值链，以便对医疗风险进行最佳控制。

以平安保险集团为例，投资慈铭体检，托管深圳龙岗区公立中医院，做出有益的尝试。商业保险资金投资医疗机构要处理好如下几个问题：（1）投资类型，主要包括独立投资建设医院、入股医院、承包经营医院，以及投资和入股体检、影响等医疗机构等。（2）投资性质。商业保险资金只能在投资公益医疗机构和营利医疗机构之间选择，前者有盈余、无营利，投资的目标在于完善健康管理的产业链，如嵌入养老社区的康复和护理机构；后者有股东和利润，投资的目的包括提供服务和获取利润。（3）投资资质。任何医疗机构均具有严格的资质要求，投资医疗机构必须在人员、设备和场地等方面符合国家相关法律法规和评价标准的要求，由此拉高了投资成本和运营管理的难度。（4）盈利模式。综上所述，投资医疗机构的资金规模较大，回收期较长，利润率较低。不能急功近利，需要做好规划和加强管理才能找到盈利模式。

二、签约医疗机构

伴随高端医疗、国人境外海外医疗、外国人境内医疗和中国企业雇用的外籍人员境内境外医疗的需求不断增加，这些需求的大部分不属于我国基本医疗服务和社会医疗保险的支付范围，应当属于商业健康保险的开发领域。此外，目前还有大病医疗保险的经办管理。

在开发这些健康、医疗保险产品时，健康保险公司应当与相应的医疗机构订立服务协议，在确保患者信息安全的条件下，尽可能地在双方订立的服务协议中规定健康保险公司参与医疗过程事前和事中的审核，改革支付方式，激励医疗机构合理控制成本和改善诊疗质量。

三、对接医疗机构

互联网医疗的发展为健康保险和健康管理对接医疗机构创造了条件，以投资健康检查、影像中心、健康管理小屋为例，可以与医疗机构订立合作协议，提供就诊人员的健康档案，共同实现一站式健康管理与合理就诊的服务。还有，一旦开发医生责任险种，健康保险公司即与医生工作紧密关联，在一定程度上介入了临床路径和医院管理。总之，这个领域很广、很深，需要健康保险公司培育专业人才和积累相关经验，推动国家相关政策的发展，为健康保险公司开拓业务奠定基础。

本章小结

本章讨论了医疗机构改革给商业健康保险带来的发展机遇，阐述了如下问题。

第一，公立医院的发展渊源，包括公立医院在西方国家起源与改革的经济社会背景和理论基础，以及我国公立医院的改革历程。

　　第二，在基本医疗服务领域，社会资本采用 PPP 模式参与公益医院建设的原则、服务边界、治理机制及典型案例。

　　第三，在互联网条件下，医疗信息化给医疗机构带来的变革，也为商业健康保险的发展提供了机遇。但是，需要在投资类型、投资性质、投资资质和盈利模式等方面深入研究，做好规划，加强经营管理能力。

思考题

　　1. 了解公立医院起源与改革的历史背景，以及分不同历史阶段阐述我国公立医院改革的主要内容及成效。

　　2. 简述"一主两辅"医疗服务供给体制的主要内容和医疗机构的主要类型。

　　3. 论述三类医疗机构的管理体制、产权归属、服务内容和治理机制。

　　4. 医疗体制改革为商业健康保险打开了怎样的通道。

　　5. 互联网医疗给健康保险公司带来了怎样的机会和挑战。

专业术语

　　1. 公立医院（Public Hospital）：指国家出资和政府管理的、提供基本医疗服务的非营利性医院，在财务上建立财政专户，实行收支两条线，非公司化运行。广义的公立医院包括公立的各类医疗机构，如领取政府工资的首诊医生和诊所。

　　2. 公益医院（Public Welfare Hospital）：是由社会资本举办（民办民营）或与政府联合举办的（公办民营），以对社会大众提供基本医疗服务为主的，有盈余没有股东分配的非营利医疗机构。

　　3. 社会企业（Social Enterprise）：指"运用商业模式、解决社会问题"的企业，具有五个主要特征，即以提供社会服务和社会效益为宗旨；公司化的商业模式运作；社会企业家领导；有盈余但不对股东分配；获得政府在政策、资金和资源方面的支持。

第五章 ••

医疗信息化与商业健康保险发展

信息来自具体的人和事，在归集信息、分类管理、统计分析的基础上可以形成数据。数据是决策、预算和公共服务的基础。医疗信息化即指信息的广泛使用和价值提升，为社会医疗保险和商业健康保险厘定费率、核算成本、改革定价机制和支付方式奠定了基础。同时，医疗信息管理和数据使用也是一个极具挑战的新问题。

第一节 医疗信息化

卫生医疗信息化必将引起公共卫生机构和医疗机构管理的改进，是现代医院管理的基础。同时，也引起了定价机制和第三方付费方式的改革。

一、医疗信息化定义

医疗信息化，即指用现代计算机技术、网络技术和通信技术对医疗服务过程中的各类活动通过信息采集和数字化表述，从而抑制信息不对称，在信息共享的基础上实现数据管理，进而优化医疗资源配置、改善医疗服务质量、支持医疗卫生决策、提高全民医疗福利水平的过程。

狭义的医疗信息化与医疗服务流程相关（见图 5.1）。医疗服务流程分为就诊前、就诊中和就诊后三个阶段。就诊前是指接受医疗机构服务之前对个人或群体的卫生健康方面的干预，主要包括疾病预防和健康管理；就诊中是指接受医疗机构提供医疗服务的过程，具体包括导诊、挂号、检测、诊断、手术、住院、购买药品或辅材等与医疗机构相关的活动；就诊后活动包括离开医疗机构后的诊后管理、慢性病管理、疾病监控、患者监护等活动。

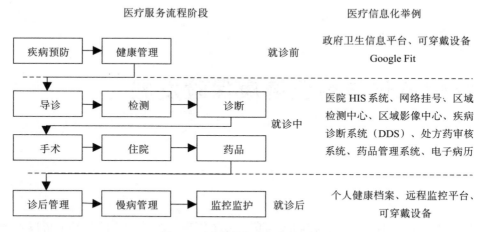

图 5.1　医疗服务流程与信息化

广义医疗信息化涉及医疗产业及相关部分（见图 5.2，表 5.1），即医疗服务消费方（Consumer）、医疗服务提供方（Provider）以及医疗服务支付方（Payer）。其中，医疗服务消费方包括患者和家庭；医疗服务提供方包括提供医疗服务的主体医生、提供医疗服务的场所医院，以及提供医疗服务的材料药品、辅材和器械等；支付方包括社会医疗保险、各类医疗救助、商业健康保险和个人自付。

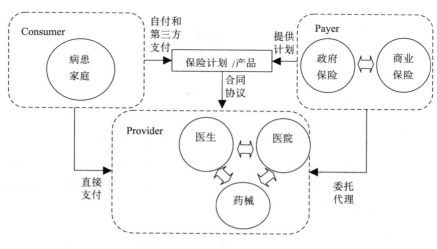

图 5.2　医疗产业三个组成部分

表 5.1 医疗信息化各部分主要内容

医疗产业组成部分	信息化内容（主要内容举例）
病患、家庭/Consumer	可穿戴设备　健康管理平台　电子病历及个人健康档案　搜索引擎与社交网络
医疗服务提供方/Provider	
医生/诊所	医生社交网络　导诊信息化　远程医疗　医患关系平台
医院	医院 HIS 系统、区域医疗信息化系统、辅助诊断信息化、远程检测、区域影像中心、药品自动化处理系统、院后健康管理信息化系统、慢病监护系统
药械厂商	临床试验云平台　用药指导系统　医药电商
支付方/Payer	
社会医疗保险	医保智能审核　社会保障管理信息化
商业健康保险	保险电商　PBM

医疗信息化伴随着我国医疗体制改革的进程推进而逐步发展。20 世纪 90 年代以来，信息化技术开始迅猛发展，各行各业也开始逐步信息化，适逢国家医疗领域正在推进市场化改革，医院就成为医疗领域第一个信息化的部分。医疗信息化主要包括两个方面的内容：卫生系统信息化和社保系统信息化。

（一）卫生医疗系统信息化

早在二十世纪八九十年代，医药卫生事业定位为政府实行一定福利政策的公益事业，政府对卫生事业的补贴严重不足，而卫生系统市场化开放使医院收入成为医院管理者关心的首要问题，并且急需一种简单的方法来控制医院的成本，核算医院的收入，并支持医生循证医疗。在我国，医院的挂号、收费、划价、药房等窗口系统率先进入信息化，这一点与其他国家不同。为提高内部运营效率，加强医患沟通，医院 HIS 系统在收费系统的基础上逐步建立，"电子病历"（方便医患沟通）和"经济核算"（内部提升效率）是医院 HIS 系统的基础。到目前为止，我国各级医院都建立了不同程度的信息化系统。卫生系统的信息化除了医院的 HIS 系统外，最近发展较快的领域是区域医疗信息化。目前的区域医疗信息化还是以各地卫生部门为主导，在区域范围内建成覆盖当地各级医疗机构的统一平台。目前，国家正在建设全国联网的医疗信息化平台，这是未来几年内我国医疗信息化领域的发展重点。

（二）社保管理服务系统信息化

"金保"工程是劳动保障信息化建设工程的总称。2003 年 8 月，国务院批准了"金保"工程一期建设项目建议书，标志着"金保"工程在国家正式立项。"金保"工程建设的总体目标是，利用 5 年左右的时间，在电子政务统一网络平台上，构建中央、省、市三级劳动保障系统网络。到 2007 年，全国范围内的第一期"金保"工程基本建设完毕，建立了初步的社会保险信息化体系。截至 2017 年 7 月 27 日，全国 31 个省区市和新疆生产建设兵团均已接入国家异地就医结算系统，实现了 98% 以上的地市接入国家平台，开通了 4 422 家跨省异地就医住院医疗费用直接结算定点医疗机构，正式上传了 78.21 万备案人员信息。这是我国改善民生的一大举措。

我国医疗信息化具备以下特点：一是投入主体仍是政府和公立医院，社会其他方面投入不足；二是医疗信息碎片化比较严重，缺乏统一的法律法规制定和政策引导；三是医疗数据对社会开放度不够，导致社会医疗信息化活跃程度较低，民营医疗相关公司较难得到数据端口，抑制了健康保险行业的创新和活跃程度。

二、医院管理信息化

医院管理系统信息化是医疗信息化的主体。首先，医院是提供医疗服务的主体，特别是公立三甲医院，在各地医疗服务市场上均占据主体地位，诊所和家庭医生尚不发达；其次，医院的财务实力相对雄厚，政府投入和医院收入较好；最后，由于医院成为市场供给的主体，病人流量巨大，面临医院管理方面的问题相对较多、较复杂，对信息化技术的要求也较高，导致中国医疗信息化的主要部分集中于医院系统领域。

（一）医院管理流程信息化

医院系统的医疗信息化主要表现为医院各部分流程的信息化。医院的业务流程总体分为院前部分、院内部分和院后部分（见图 5.3）。其中，院前部分包括对现有医疗资源的搜索、预约挂号等活动；院内业务是主要部分，包括挂号、诊断、检测、住院和药品等活动；院后部分主要包括诊后管理和病例整理分析部分。

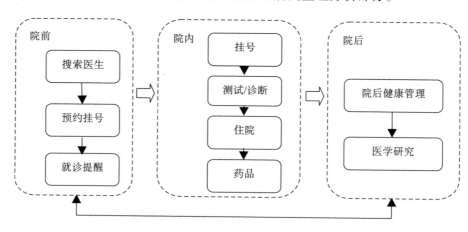

图 5.3　我国医院的业务流程

本节主要讨论院内部分与院后部分，院前部分并到医生信息化系统进行描述。医院院内的信息化部分主要包括如下内容：医院 HIS 系统、区域医疗信息化系统、辅助诊断信息化、远程检测、区域影像中心、药品自动化系统、院后健康管理信息化系统和慢病监护系统。

医院信息化系统（Hospital Information System，HIS）是指以医院为主体，将医院的管理和医疗活动流程用现代信息技术数字化的一整套应用系统。HIS 系统是每一个医院的信息化基础架构，类似于人体的"骨骼"，是医院各项活动的基本支撑。我国医院活动量较大，HIS 系统相对复杂。早期的中国医院信息系统基本上以挂号收费为核心，但随着医院业务发展，逐渐转向以经济核算为中心的财务管理（见图 5.4 和图 5.5）和以电子病历为核心的临床管理两个主干系统，并在此基础上根据医院实际需求发展为多个子信息系统。其中，影像归档与通信系统（PACS）、影像信息系统（RIS）和实验室信息系统（LIS）处理的信息量最为庞大，占医院 HIS 信息量的 50% 以上，投入成本相对较高。

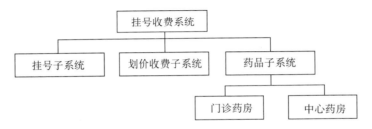

图 5.4　早期挂号收费的 HIS 系统

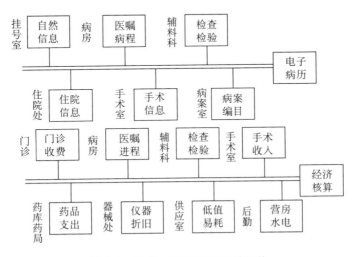

图 5.5　目前一般的 HIS 系统架构

实际的 HIS 系统比图示更复杂，国内某家 HIS 厂商 W 将 HIS 系统分为四个部分（见图 5.6）：一是基于财务管理；二是基于临床管理；三是基于物流管理；四是其他管理系统。每个系统下面都有子系统，共同构成了内容繁杂的 HIS 体系。

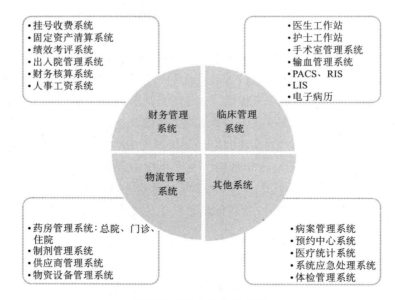

图 5.6   W 公司 HIS 系统

资料来源：W 公司公开资料。

（二）医生端的医疗信息化

医生端的医疗信息化，是指以医生为主体的信息化系统。医生业务链长（见图5.7），信息化可以介入的环节较多，包括规范疾病编码和病案首页的填写、按照临床路径完成医嘱和病例等。医疗信息促进医疗行为规范化，从经验医疗走向循证医疗，大大提高了诊断的准确性和医疗的有效性。由于医生之间的内部关联性，信息化产品可以快速地在医生群体间传播，是医疗信息化创新和创业活跃度较高的领域。

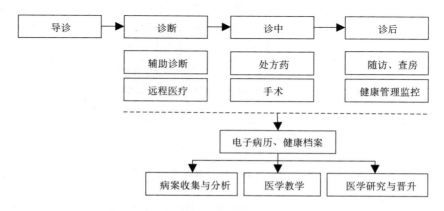

图 5.7   医生的业务流程

以医生为主体的医疗信息化包括导诊端信息化、辅助诊断信息化、远程医疗、医患关系平台以及社交网络（健康档案和电子病历部分留到患者部分阐述）。导诊端的信息化，是指通过信息化方法，将医生与患者进行供需匹配的信息化系统。医院 HIS 系统可以实现在医院物理范围以内的导诊工作，并通过 HIS 系统实现在 HIS 端的挂号资源的整理和分发。这里的导诊端是指突破个别医院 HIS 系统对全社会开发的导诊平台，是社会医疗信息化的组成部分。目前，我国导诊信息化推进的主体是区域医疗主管部门或相关政府部门。伴随医疗服务民营市场的开放，未来将有更多民营机构进入该市场。如 G 公司的全国导诊平台，已经与全国 20 多个省份、900 多家重点医院的信息系统实现连接，通过网页端、移动端、实体卡三个业务为中国的医院、医生和患者提供包括"智能分诊""预约诊疗"为主要内容的便捷就医服务。2013 年其累计服务患者人次达到 7 200 万，已成为国内最大的就医服务平台之一。

（三）区域医疗信息化系统

区域医疗信息化系统，是指在一个特定的地理区域范围内，连接区域内卫生机构基本业务信息系统的数据交换和共享的系统。一般的区域医疗信息化系统是以建设区域医疗信息化平台为工作重点，是区域内医疗卫生机构系统间进行整合的基础和载体。建设区域医疗信息化系统是"十二五"期间我国医疗卫生领域的工作重点，特别是在 2012 年后，政策的推动力度逐步加大。另外，我国区域医疗信息化系统平台建设具有行政区特征。一般说来，区域至少是区、县，也可以是更大的地市、直辖市。独立财政支撑，是指独立的税收和财政预算。

平台建设主要分两个功能：一是区域医疗信息化平台的基础功能，即个人身份识别功能、健康档案的索引功能、以个人为中心的健康数据存储功能、数据交换功能以及数据调阅功能；二是互联互通性。目前，医疗卫生机构中存在大量处理业务的信息系统，如医院内的 HIS、CIS、LIS、RIS、PACS 等系统，社区服务中心内的 HIS、LIS、CHIS 等系统，公共卫生条线的疾控、妇幼等系统。平台需要从医疗机构内部信息系统应用中获取数据，平台也向医疗机构内部信息系统应用提供信息共享、协同服务等功能。区域医疗信息系统的功能设计上侧重于管理职能、统计分析职能和系统内部的协作共享功能。平台系统是实现多种区域医疗卫生功能的重要载体，是基于区域医疗信息系统的总体应用框架（见图 5.8）。

（四）辅助诊断信息化系统

辅助诊断信息化，是指辅助医生进行诊断决定和用药指导的信息化系统，是医生平常使用频率最高的软件之一。辅助诊断信息化系统包括如下几个方面：一是药品数据库，包括药品的基本信息、药品代码、用药禁忌、处方药等详细信息；二是医生数

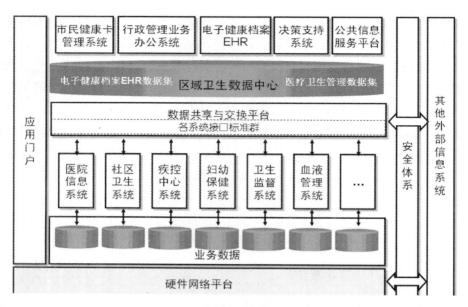

图 5.8　基于区域医疗信息化平台的各项业务应用总体框架

据库，可以方便查询过往接受过哪些医生的治疗；三是疾病数据库，即全面的疾病信息、疾病诊断的方法、需要的检测和其他辅助信息等；四是基于以上三个数据库形成的诊断系统，即诊断辅助、药物与疾病的信息和建议。社区医生和诊所医生很需要这类支持。

专栏 5.1

诊断公司 Epocrates

　　Epocrates 是全球第一家上市的移动医疗公司，为医生提供手机上的临床信息参考，其主打产品是药品和临床治疗数据库。1998 年，由两名 Stanford 的学生成立，1999 年推出第一款产品——免费的移动用药指导，2004 年 Epocrates 中的必备药、疾病和图书馆等资料开始出售，2008 年成为全球第一款在苹果 IOS 系统应用的药品 APP。2010 年用户覆盖了全美 40% 的医生。

　　Epocrates 已经完成了产品线的构建，在药品数据库、医生数据库以及疾病数据库的基础上，优化算法，形成辅助诊断系统。在药品数据库方面提供药品信息、药品 ID、辅助处方系统，在医生数据库方面提供医生字典，并在疾病数据库方面建设对应的数据库。Epocrates 提供的辅助诊断系统强大，为辅助医生诊断提供丰富的实验室样本数据库和标准诊断模版。此外，在辅助诊断系统主体功能基础上还提供了信息资讯、个性化的计算器和数据统计等方面的服务，是辅助诊断信息化方面较为成熟的模式。

（五）远程监测与医疗信息系统

远程医疗（Telemedicine）在医疗信息化是医疗信息化中最"古老"的，也是最前沿的课题。广义远程医疗领域包括远程图像传输、远程信息共享、远程诊断、远程手术、远程监护、远程检测、远程医学信息共享和远程医学教育等内容。根据世界卫生组织对全球114个国家的调研，采用呼叫中心、短信提醒、远程诊断服务类型的占比最高，分别是38%、25%和18%，呼叫中心是远程医疗中较为传统但业务比例仍旧很高的服务类型（见图5.9）。

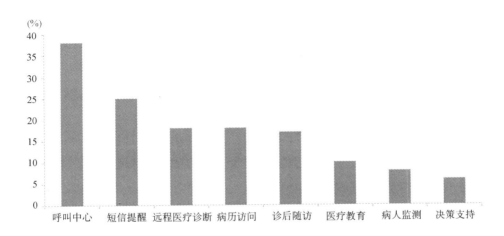

图5.9　全球移动医疗计划服务类型

资料来源：世界卫生组织，布鲁斯金技术创新中心。

远程检测就是利用先进的传感器技术和互联网技术，实现对被检测点的远距离检测活动，并将检测的数字化结果处理为可供医疗机构解读和使用的技术。远程检测需要解决如下具体的问题：一是检测项目相关的传感器技术达到医疗级；二是数字处理技术；三是远程传输技术，这一部分主要涉及互联网通信技术，并不是技术难点，主要考虑如何基于不同的商业模式开发通信架构的问题。

从远程检测模式可以发展出多种其他的医疗信息化项目，最实用的是将远程检测与慢病监控相结合（见图5.10），发展出基于远程检测信息化系统的健康管理平台。

我国的远程医疗起步较晚，有着明显的医院主导性质。1988年，解放军总医院通过卫星与德国一家医院进行了神经外科远程病例讨论，该案例算是中国首次现代意义上的远程医疗活动。20世纪90年代后期以来，我国的远程医疗取得了真正意义上的进展：1994年华山医院与上海交通大学用电话进行了会诊演示。同年，国家卫生部主导并启动了"金卫"工程——建设全军医药卫生信息网络和远程医疗会诊系统。

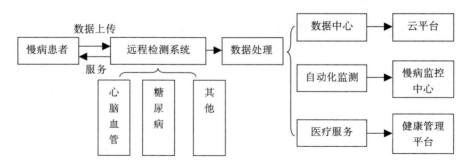

图5.10　远程检测信息化的发展模式

1997年，中国金卫医疗网络即卫生部卫生卫星专网正式开通。目前，全国各地在建设区域医疗信息平台的过程中逐步推进远程医疗建设，基本解决了相关的技术问题。目前，远程医疗的使用频率和使用动力较低的主要原因是医疗体制问题。

专栏5.2

华为远程医疗解决方案

通过整合先进的视讯技术和医疗专业需求，以大医院为核心，连接基层医院、医疗教学机构，实现了远程医学活动、稀缺专家资源共享，加强了基层医疗机构的服务能力，提高医学教育和疑难重症救治水平，有效缓解了群众看病难等问题。

华为数字医院有三大特点：一是延伸医院信息化覆盖范围，在医院传统的管理和临床信息化基础上，支持移动医疗、远程医疗、慢病管理、"医疗云"等医疗业务的开展。二是医疗业务深度整合优化，通过"医疗云"实现医院信息化资源的优化复用、弹性扩容、安全管控、运营节能综合经营目标；协助构建以电子病历为核心的综合信息平台，解决医疗流程的协同优化。三是开放合作的解决方案，与各种医疗信息化应用厂家一起共同扩大医疗信息应用的效能。

（六）药品自动化系统

药品自动化系统，是指在医院里根据门诊处方指令，自动拣选药品进行处理，方便药品使用者取药的一整套自动化装置。该系统主要为患者提供取药服务，同时也为医院内部相关门诊药剂室、手术室等用药部门服务。目前，我国医院的HIS系统彼此形成"信息孤岛"，药品利润较为丰厚，药品管理需求整体不高，药品自动化系统普及率尚低。

专栏5.3

美国某公司药品自动化管理

该公司是一家提供医疗机构的药品自动化处理方案的公司，公司主要通过"扫描箱＋云端服务"的方式提供公司的药品自动化解决方案（见图5.11）。

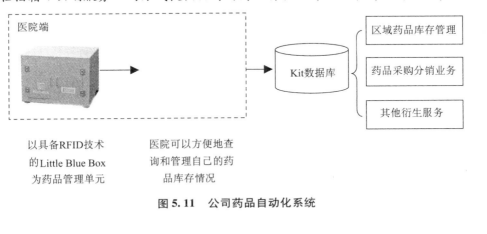

图5.11　公司药品自动化系统

药品研发过程中需要众多的临床试验，临床试验数据支持研究方向和结果。一般状态下，制药企业会寻求第三方公司为他们提供临床试验的解决方案，这些公司称为合同研究组织（Contract Research Organization，CRO）。CRO可以作为制药企业的一种可借用的外部资源，可在短时间内迅速组织起一个具有高度专业化、具有丰富临床研究经验的临床研究队伍，以降低制药企业的管理费用，大大提高效率（见图5.12）。

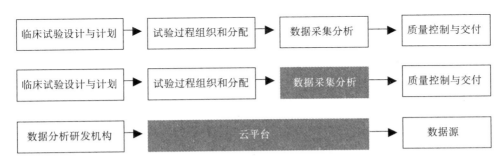

图5.12　CRO公司医疗信息化发展历程

（七）诊后健康管理平台

诊后健康管理平台强调两个概念：一是诊后的概念，医生与患者的关系建立在已经有一次或几次的就诊过程基础上，医患之间较为熟悉，可以提供更专业的指导；二是健康管理，即通过诊后健康管理平台提供患者的健康咨询、健康干预甚至指导就医等方面的工作。目前，我国的诊后健康管理功能大多是医院随访，随访信息化平台应运而生，逐渐形成各个医院的诊后健康管理平台。健康管理平台可以提供的服务多种多样，一种是基础的随访服务，询问患者的健康恢复情况，并记录对相关医生的服务反馈；还有一种是如果随访的相关人员是全科医生，诊后健康管理平台则可以提供用药提醒、病患咨询、引导就诊、高端护理等附加值更高的健康管理服务；最后，通过典型病案的追踪，诊后健康管理平台可提供丰富的临床数据，有利于科研水平的提高。此外，基于诊后的健康管理平台可以对接诸如慢性病管理监控、远程医疗等其他医疗信息化模式。

（八）医生网络平台

医生网络平台即指基于医生群体的垂直社交网络，包括医生间的互动、提供病案分析、提供丰富的医学信息资源、推送医学界最新的咨询、辅助医生移动办公等功能，建立与医生群体的黏性，进而为其开发庞大的医生群体资源提供可能性。一些比较成功的面向医生群体的互联网平台，其发展还带有互联网 1.0 时代的影子，业务扩展已经从传统的医生论坛向医生媒体的方向发展，即从吸引医生群体向开发医生群体资源的方向发展。所有内容均来自于最新的临床证据，经国内权威医院医生审阅，方便医生临床使用；医学文献产品为医生提供专业的文献服务，帮助提高医生的专业能力。医患关系平台和医生网络平台是互联网时代发展下的较为新型的医疗信息化模式，区别传统的 HIS 系统和区域医疗信息化，一是垂直化的网络平台，互联网思维和互联网精神强于医疗思维，提供的产品是以基于医生或者患者的非专业服务需求为主，例如招聘、晋升、扩展人脉、提供工作便利等；二是这一领域以偏市场化为主，参与主体多样，创新创业较为活跃，竞争也相对激烈。

综上所述，医疗信息化促进医疗机构管理进入规范化、智能化和开放式的发展，综合医院将成为诊断与手术、临床科研和人才培养的开放平台。

第二节 医疗大数据

医疗信息化发生在医疗服务行业、IT 行业和公共政策的交叉领域，这就导致医疗信息化在一些领域有其特殊性。信息系统包括硬件部分和软件部分两个部分，硬件部分包括服务器、基本的通信网络、终端设备等相关的硬件设备；软件部分则略显复杂，包括操作系统、数据库、应用软件。不同的信息架构方式导致具体业务流程和操作体验完全不同。医疗信息化主要关注医疗服务信息采集、数据管理问题。

一、获取医疗信息

获取医疗信息即信息入口问题。例如，采用医保卡的方法统一参保人信息的接口，当参保人到医院就医、到药店购买医保药品时，相关信息会传输到数据中心；在医院 HIS 系统中，解决如何将门诊诊断数据、影像数据、生理检测数据等统一接入并传输的问题。信息获取的途径和方法对数据质量有着至关重要的影响，采集的数据维度越多，准确度越高，对后期的分析和统计就越有力，但相对承担的投入成本也就越大。为了采集医疗信息，需要医疗机构统一诊断、手术、药品、检查设备、医用耗材和财务费用的编码和病例首页信息。

二、组织医疗数据

组织医疗数据即数据标准问题。当获取的数据仅用于存储时，组织数据的问题并不突出，一旦涉及数据的传输问题，即便是在一个系统内部（比如 HIS）进行传输，这一问题也会凸显出来。由于医疗领域十分复杂，已有相关的数据标准也很多，包括前述的医疗编码体系。医疗编码体系包括诊断确定码和手术编码（ICD）（见表5.2）、治疗程序处理代码（CPT）、药品代码、设备代码、财务费用代码、位置代码以及其他相关代码。因此，组织数据需要合并同类项和统一前述编码。目前，我国相关代码的标准不统一，有地方标准、部门标准，还有不同主管部门的编码。同类项目可能要求医院机构服从来自不同部门制定的编码和标准，医疗机构不得不做多项对接工作，由此导致数据传输效率较低，成本很高。

表5.2　　　　　　　　　　　ICD－10 部分编码举例

国际 ICD 编码	疾病名称	助记码
A00.051	古典型霍乱	GDXHL
A00.152	埃尔托霍乱	AETHL
M65.391	扳机状指	BJZZ
M65.395	结节性腱鞘病	JJXJQB
T37.351	其他抗原生动物药中毒	QTKYSDWYZD
T37.451	驱蠕虫药意外中毒（肠虫清过量）	QRCYYWZDCCQGL

三、传输医疗数据

传输数据即通信架构和端口问题。这涉及物理链接和端口开发。例如，在构建区域医疗信息系统时，单项的物理链接相对简单即可实现，但彼此信息共享除了标准以外，就是开发端口的问题，这不是简单的信息化可以解决的问题，涉及组织架构和管理体制的变革、解决"多龙治水"和"信息孤岛"问题。另外，随着智能手机和平板电脑的兴起，如何构建移动端的医疗信息化也是一个热点问题。如何基于现有数据状况构建云服务平台，需要从医疗活动和信息化两个维度去思考。

四、应用医疗数据

应用数据，即数据的应用开发问题。一方面，看应用数据的主体是谁，根据客户需求开发数据；另一方面，还要看应用开发者是否深刻理解数据，能否分析出数据背后隐含的意义。医院应用诊疗数据管理医疗质量，医生运用诊疗数据循证，将推进医疗行为从经验医疗转向循证医疗，推动医院进入现代管理。政府从公共角度出发，应用数据的需求大多是实现社会医疗保险基金的预警、统计、管理等方面的需求，以便实现医保基金的精细化管理。商业健康保险公司更加关注数据与产品精算和盈利点的关系。其他私人部门应用数据的需求大多是商业化应用、网络社区、网络电商、搜索引擎等。

医疗信息和数据涉及个人隐私、生命科学与健康产业竞争力和国家安全。在应用医疗数据过程中，需要做好信息安全工作，对待不同类型的使用机构实行不同级别的密钥措施。

五、评估医疗数据

评估数据，即系统评测问题。一方面，从 IT 角度评测，包括系统的运行速度、系统稳定性等；另一方面，根据数据应用的反馈做出系统的调整和改进，在获取数据方面、数据组织方面、数据传输方面和应用方面做出相应的改变，以适应不断变化的行业发展要求。例如，在金华、三明等城市实行医保支付方式改革一年后，地方政府委托第三方按照国务院《关于进一步深化基本医疗保险支付方式改革的指导意见》（以下简称《指导意见》），设计评估指标，对这些城市改革后的医疗保险运行数据进行分析，可以判断医院管理是否产生控制费用和提高质量的内生动力，由此证明医保支付方式改革是否符合《指导意见》的大方向。

第三节　医疗信息化与商业健康保险发展

随着医疗信息化的快速发展，网络医疗、个性化医疗、高端医疗、国际医疗等新型医疗业态开始出现，在新型医疗业态的演化与推进过程中，商业健康保险将大有可为。

一、开发健康管理平台

健康管理平台是对接数据应用端，即医疗服务提供方和第三方支付方甚至消费者本身的统一数据输出平台，对服务质量和用户体验起到至关重要的作用。

例如，通过远程检测发展出的健康管理平台，利用医患关系平台发展出的健康管理平台，依靠医生与医生的关系发展出的健康管理平台，利用远程医疗网络发展出的健康管理平台，甚至类似微信、支付宝等向医疗服务进行切入，也是慢慢构建健康管理平台的一种方式。健康管理平台是科技公司向医疗健康领域发展的一个新方向。2014 年 6 月，苹果公司公布基于 IOS 的 Health Kit 健康管理平台；稍后，谷歌公司推出基于 Android 的健康管理平台 Google Fit。通过可穿戴设备等医疗设备采集的医疗信息有了较为统一的健康管理平台，鉴于 IOS 系统和 Android 系统几乎统治了智能手机端，可以预见健康管理平台将会在正式推出后迅速普及，相关下游和可穿戴设备硬件端和对接医疗服务端将会迎来一次行业高速发展。健康保险公司可以直接开发或者合作开发这类产品，但这里面涉及数据隐私、数据安全等问题，且是有争议和亟待解决的问题。

二、以消费者为中心构建服务体系

消费者医疗信息化，指通过信息技术搭建以个人为中心的医疗知识和医患沟通平台，是解决信息不对称问题的制度建设。信息技术的发展已经将医疗事业带入到"个人化"的时代（见图 5.13），这是社会医疗保险很难做到的事情。

从数据的"获取—组织—传输—应用—评测"的循环周期来看，这里面涉及的消费者医疗信息化部分有：数据获取端的可穿戴设备；数据组织端的电子病历或个人健康档案；数据传输端的健康管理平台；以及数据评测端的搜索引擎和社交网络，为个性化健康管理提供了接口。

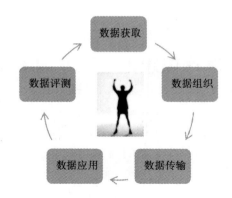

图5.13 以个人为中心的医疗信息循环

三、利用医患关系信息化平台

医患关系信息化平台，是指利用互联网或者移动互联网，沟通医生与患者的关系，实现医生与患者互动的信息化平台。医患关系平台主要满足医生和患者可以交流互动的需求，一方面，患者问诊、咨询等院外信息服务可以得到专业医生的解答，另一方面，医生也通过这个平台建立与患者的良好关系，对于丰富病案，提升知名度等方面都有好处。健康保险公司可以利用这个平台研发和设计医疗责任保险产品。

四、利用可穿戴信息化设备

可穿戴信息化设备，是指可以直接穿在身上的一种便携式信息化设备，用于健康管理，如运动手环 Jawbone。它具有如下特征：一是强调产品的"可穿戴"性，即它的便携型，产品类型有眼镜、手环、手表、嵌入衣服上的设备，甚至是植入人体的设备，这些都统称为可穿戴信息化设备；二是说明其"设备"性，必须做到信息的收集与处理的功能，并具备上传数据到相对应的数据平台的功能。健康保险公司可以投资开发或者利用这个平台研发和设计个性化的健康管理和健康保险产品。

五、开拓新型医疗机构

目前，在传统医院之外，涌现了很多新型医疗机构，如国际医疗部、医生集团和诊所、检查检验中心、远程医疗、网络医疗平台等，他们提供强专科的、咨询的、辅助的、个性化的、高端的、国际性的医疗服务，大部分内容都超出了基本医疗服务范围，不是社会医疗保险的范畴，亟须商业健康保险开发，甚至可以说，没有商业健康保险的介入，这些新型医疗机构将难以生存或发展。

六、开展智能审核实现信息共享

智能审核与监控医疗系统，是指通过知识库与信息化的手段，对医疗报销单据、协议医疗机构的医疗行为、用药情况、疾病诊断等进行人工智能审核的信息化系统。医保智能与健康审核系统建立在临床知识库、医药标准数据库和医保政策库的基础上，指导和监测医生临床路径和处方药行为，可大大提高健康保险公司的管理服务能力。

以中公网医保智能审核系统为例，结合中国各地基本医疗保险政策和经办机构的具体情况，实现了包括自动化审核、结果在线反馈、自动扣费、决策支持及前置诊间实时审核等功能的一体化的智能监管平台。审核系统在单据结算的基础上，自动结合患者的历史诊疗信息进行全过程的自动化审核。

智能审核与监控医疗系统四大类设计规则：支付政策性审核、诊疗合理性审核、临床规范性审核和医疗行为异常监控，有效降低了不合理的处方行为发生率。某市运行该系统后，问题单据量明显下降。

综上所述，医疗信息化促使医疗行为有证可循、医疗管理规范化，产生大量可以数据化的信息，为健康保险改善介入健康管理、医疗过程创造了信息平台。为此，健康保险公司应当培养相关人才队伍，建设诊疗、用药和政策的知识库，与相关机构建立合作关系，在确保信息安全的情况下开展合作，打开健康管理和介入医疗的通道。

本章小结

本章讨论了医疗信息化和医疗数据生产与使用的主要环节，以及医疗信息化和医疗大数据对医院管理的影响，为商业健康保险带来的发展机遇。

第一，综述了医疗信息化的定义和医院管理信息化的流程。

第二，综述了医疗大数据生产的主要环节和基本要求。

第三，描述了在医疗信息化和医疗大数据的条件下，商业健康保险大有作为的主要领域。

思考题

1. 了解医疗信息化和医疗大数据的主要内容及基本要求。
2. 阐述医疗信息化和医疗大数据与医院管理的关系。
3. 讨论医疗信息和医疗大数据与商业健康保险业务的关系和可拓展的领域。

专业术语

1. 医疗信息化（Medical Informationization）：指用现代计算机技术、网络技术和通信技术对医疗服务过程中的各类活动通过信息采集和数字化表述，从而抑制信息不对称，在信息共享的基础上实现数据管理，进而优化医疗资源配置、改善医疗服务质量、支持医疗卫生决策、提高全民医疗福利水平的过程。

2. 医疗大数据（Medical Big Data）：是指医疗卫生领域所涉及的资料量规模巨大到无法透过目前主流软件工具，在合理时间内达到撷取、管理、处理、并整理成为帮助企业经营决策更积极目的的资讯。医疗大数据主要分布在六个领域：医疗服务的EHRs 数据；医院与医保的结算与费用数据；医学研究的学术、社会、政府数据；医疗厂商的医药、医械、临床实验数据；居民的行为与健康管理数据；政府的人口与公共卫生数据。

第六章

定价机制和支付方式改革与健康保险发展

基于医疗信息化和医疗大数据的产生，第三方付费从关注数量到关注质量，从定额付费到关注成本和关注价值，这引起医疗保险支付方式和定价机制的变革，并对医疗行为和医院管理产生了很大的影响，也为商业健康保险发展的提供了新的机会和挑战。

第一节 中国基本医疗保险的建立与发展

1978 年《中华人民共和国宪法》规定："国家逐步发展社会保险。"基于宪法原则，社会医疗保险作为中国医疗保障的重要基础逐渐发展起来。

一、中国基本医疗保险的制度安排

1998 年，国务院发布《关于建立城镇职工基本医疗保险制度的决定》（国发〔1998〕44 号），2010 年《社会保险法》第三章规范了国家基本医疗保险制度，主要内容如下：

（一）基本医疗保险覆盖范围

《社会保险法》第四条规定："中华人民共和国境内的用人单位和个人依法缴纳社会保险费，有权查询缴费记录、个人权益记录，要求社会保险经办机构提供社会保险咨询等相关服务。职工基本医疗保险覆盖各类用人单位及其职工，包括机关事业单位、各类企业和职工，以及个体工商户、自雇人和自由职业者；城乡居民基本医疗保险覆盖城乡全体居民；也覆盖在中国就业的外籍雇主和雇员。"2003 年，国家卫生部、财政部和农业部联合发布了《关于建立新型农村合作医疗保险制度的意见》。2007 年，国务院发布了《关于开展城镇居民基本医疗保险试点的指导意见》，逐步将城乡居民、学生和低保对象等纳入医疗保险。以家庭为单位，实行个人缴费、集体扶持和政府资助相结合的筹资机制，实行县（市）级统筹。2016 年初，国务院下发《关于整合城乡居民基本医疗保险制度的意见》，未整合的农村居民医疗保险仍由卫计部门管理，暂被称为新型农村合作医疗，即"新农合"。截至 2015 年底，社会医疗保险已经覆盖 13 亿以上人口，是世界上最大的社会医疗保险计划。此外，还有社会医疗救助、补充医疗保险、大病医疗保险，以及税优型商业健康保险等，由此构成中国的多支出医疗保障制度。为此，2012 年中国获得国际社会保障协会（ISSA）授予的"医疗保险扩面良好实践大奖"。在 2016 年 11 月 17 日，中国获得国际社会保障协会（ISSA）授予"社会保障杰出成就奖"（2014～2016 年），并将中国经验概括为"强有力的政治决心、管理创新、不同类型的社保计划、梯次推进的实施方略，举世无双"①。中国的努力使全球享有基本医疗保障的人口从 50% 提升到超过 61%，由此增强了中国在国际社会的影响力和话语权。

（二）基本医疗保险缴费主体

2010 年《社会保险法》第二十三条规定："职工应当参加职工基本医疗保险，由用人单位和职工按照国家规定共同缴纳基本医疗保险费。"缴费基数为社会平均工资的 60%～300%，由用人单位申报和社会经办机构核定。用人单位缴费是工资总额的 6%，其中的 30% 计入职工个人账户（约占 1.8%），70% 计入地方社会统筹基金（约占 4.2%）；职工个人缴费是个人工资总额的 2%，全部计入个人基本医疗保险账户。因此，个人账户加总计入资金约占 3.8%。

（三）基本医疗保险的制度安排

中国基本医疗保险的制度安排坚持"以收定支，收支平衡，略有结余"的原则，建立县（市）级统筹的社会医疗保险基金，实行社会统筹与个人账户相结合的管理模式。1998 年，社会统筹基金开始支付住院费用；2010 年以后，部分地区开始探索分担门诊费用。建立职工基本医疗保险个人账户的主要目的如下：一是鼓励职工缴费；二是用于支付门诊费用和住院起付线费用；三是激励职工控费；四是为职工退休

---

① 秋实："公共政策视角下的社保扩面"，《中国社会保障》，2016 年 12 月。

后支付门诊费用积累资金。应当说，第一项功能已经完成历史使命；第二、三、四项目功能作用还有限。可见，个人账户政策面临改革。2015 年，个人账户累积结余资金占社会医疗保险总结余资金的 47.5%[①]。

（四）基本医疗保险的支付内容

在建立社会医疗保险的初期，职工医疗保险统筹基金只报销参保患者的住院费用，对参保患者发生在协议医疗机构和协议药店的，在诊疗、药品和检查设备三个目录内的医药费用分担 75% 左右（俗称报销比例）；很多统筹地区的报销规则规定，在社区医疗服务中心就诊的分担比例高达 90%，在三级甲等医疗机构就诊的分担比例为 70%，异地就医的分担比例仅为 50% 以下。此后，部分地区开始探索分担门诊特病费用的支付政策，如糖尿病、脑卒中等。还有一些地区对门诊费用实行统筹，按照一定比例报销，这种方式可能助长门诊用药行为。

（五）基本医疗保险基金运营

2016 年《人力资源和社会保障事业发展统计公报》披露，2016 年全年城镇基本医疗保险基金总收入 13 084 亿元，支出 10 767 亿元，自 2015 年以来实现收入增长率大于支出增长率的好势头，应当与国家开始限制滥用抗生素和药占比，以及医保监督实施智能审核等措施有关。2016 年末，城镇基本医疗保险统筹基金累积结存 9 765 亿元（含城镇居民基本医疗保险基金累积结存 1 993 亿元），个人账户累积至 5 200 亿元。统计数据显示，国家亟待完善个人账户的功能和资金有效使用的问题。

（六）基本医疗保险管理服务

《社会保险法》第八条规定："社会保险经办机构提供社会保险服务，负责社会保险登记、个人权益记录、社会保险待遇支付等工作。"2016 年全国有医疗保险经办机构 2 043 个，工作人员 43 937 人，与全国 13 亿参保人为基数，人头比是 1∶33 000，呈现出"小马拉大车"的局面。

我国医疗保险基金以市级统筹的管理体制为主，分五级运行。第一个管理层级是国家层面的经办机构，即人社部社会保险事业管理中心。中心为"五险合一"经办机构，主要职责是依据国家社会保险政策，制定社会保险经办计划和实施方案，收集、汇总、整理分析全国社会保险数据信息，编制汇总社会保险基金预算、决算，通过制定社会保险经办管理规程调度督导地方社会保险经办业务等方式对全国社保经办机构工作进行规范和指导。第二个管理层级是省级经办机构，多数省份在本区域

---

① 资料来源：《2016 年度人力资源和社会保障事业发展统计公报》。

内分别设有养老（含多险合一）和医疗保险经办机构，少数地区还单独设有工伤保险、城乡居民养老保险、机关事业单位养老保险经办机构。省级经办机构往往主要负责省直单位社保经办工作，并指导省内地市社保经办机构业务工作，有的对地市社保经办机构实行垂直管理。第三个管理层级是地市级经办机构，主要负责本市区域内社保经办工作，并指导各县（市、区）或镇经办机构工作。在市级统筹的情况下，具体经办功能往往以市级经办机构为核心展开。第四个管理层级是县（市、区）级经办机构，主要负责各自县（市、区）社保经办工作。在部分实现市级统筹的地区，县（市、区）经办机构是市级经办机构的分支机构，人、财、物都交由市级经办机构统一管理。第五个管理层级是乡镇村或街道的社会（劳动）保障事务所，多数都是综合性功能机构（提供就业、社会保障甚至民政、计生等公共服务），并非单一社保经办机构。这类机构通常负责社保参保动员、保费征缴、零星报销等工作。

医保办公室设在医疗机构内。原劳社部发〔1999〕14 号文件还规定："定点医疗机构应配备专（兼）职管理人员，与社会保险经办机构共同做好定点医疗服务管理工作，对基本医疗保险参保人员的医疗费用要单独建账，并按要求及时、准确地向社会保险经办机构提供参保人员医疗费用的发生情况等有关信息。"目前，在医院约有20 多万医保工作人员，他们占用医疗机构的编制并领取工资，他们熟悉医保政策和医院管理情况，是医疗保险不可缺少的工作队伍。但是，有时他们的地位很尴尬。例如，某家三甲医院医保办发现一个医生长期超标开一种昂贵的药，提示和警告多次均无效，向院方提出问题和建议解聘这个医生，院方的回答是："解聘他，去你家吃饭吗？"在中国，医疗保险的医疗机构之间缺乏专业化的第三方，如医务会计事务所、医务审计所、医务律师所等。其实，这项工作应当交给市场和专业机构完成。

二、中国基本医疗保险监督机制创新

2014 年底，基本医疗保险覆盖人口超过 13 亿人。随着全民医保的基本实现以及异地就医即时结算等工作的推进，医疗保险出现了一些新的情况。一方面，部分省市医保基金出现当期亏损；另一方面，欺诈骗保等现象有所增多。2014 年，人社部发布《关于进一步加强基本医疗保险医疗服务监管的意见》（人社部发〔2014〕54 号文件），要求在医疗服务协议中引入智能审核与智能监控，解决医保机构与医疗服务之间的信息不对称的困境，从事后监督向事前监督转移，探索监督医疗行为的具体措施。

智能审核，指基于诊疗规程、用药数据和医保政策三个知识库，利用信息技术手段将其嵌入医护工作站，实现事前提示、事中监控和事后追溯的审核与监控功能，将医保监控从基金延伸到医务人员。智能审核解决了医保医疗信息不对称的问题，带动医保机构从医院的门外走进医护工作站，为实现三医联动创造了条件，可谓中国医疗保险管理服务的一次质变（见专栏6.1）。此外，在嵌入智能审核系统的同时，也为采集医疗信息和生产医疗大数据提供了方便，为实现医疗保险基金精细化管理搭建了可操作的平台。

专栏 6.1

柳州市医保智能审核系统及其事前提示功能

2011 年，柳州市与中公网合作，共同研制了医疗保险智能审核系统，在全国第一家将其嵌入医疗机构的医生工作站。在诊疗、用药和医保政策知识库的支持下，逐步实现了事前指导，从而建立了医保，医疗机构和医生的联动关系。但是，在知识库和智审规则形成的过程中，医生、医院和医保之间的沟通是非常具体的、持续的，而且是三医联动的。例如，某医生在做出诊断后认为患者有高血压症状，但该医生开出金水宝胶囊，智审系统提示"违反限定适应症用药"，如果医生闯红灯坚持用这个药，并且给出了理由。经过医院、医保和专家鉴定，该医生在确认症状和诊断上存在问题，这个结论令医生信服了。具有事前指导功能的智能审核系统非常需要这样一个磨合过程。有个主治医生感慨地说："从小就是听话的爱学习的好孩子，长大想做个好医生，如今太多的规程和政策，几乎怀疑自己的学习能力和诊断能力，有了事前提示的智能医疗和审核系统，可以轻松专心地做医生了。"

第二节　医保定价机制与支付方式改革

一、定价机制与支付方式改革三部曲

自 1883 年德国建立第一只法定的社会医疗保险基金以来，第三方付费方式经历了三次质的变革（见表6.1）。每次变革都有理念和价值取向的进步，并引起定价机制和支付方式的变革，都是一次巨大的社会进步。

表 6.1　　　　　　　　　医疗费用第三方支付方式变革的三部曲

阶段	价值取向	定价机制	监督方式	支付方式	时间
初级 阶段	数量 FFS 医院为主	以收定支、总额控制 人头人次、数量计发	人工监督 现场抽查	先服务 后结款	始于德国， 1883～1980 年
中级 阶段	质量 DRG 医生为主	总额预算、合理增长 疾病分组、随机均值 结余留用、控费提质	智能审核 现场交流	预先定价 即时结算	始于美国， 1980～2010 年
高级 阶段	价值 VBP 患者为主	总额预算、合理增长 疾病分组、随机均值 疗效评估、奖优罚劣	智能审核 现场交流 社会评价	预先定价 即时结算 年终奖励	始于美国， 2010 年至今

（一）第三方付费的初级阶段：数量付费

在 1883～1980 年，以德国社会医疗保险为起点，加之 20 世纪 20 年代末期在美国出现的蓝盾组织等，进入第三方付费的初级制度。

数量付费法（Fee for Service，FFS），即指按照医疗服务的人头人次计价和付费的制度安排。主要特征如下：（1）定价机制：以收定支、总额控制、按项目定价，包括人头人次、服务项目、住院床日；按医疗机构服务项目的数量付费（Fee for Service，FFS）；对医疗机构制定支付限额，即"切豆腐式"的分配资金；不利于调动医疗机构的积极性，可能出现推诿病人的情况。（2）价值取向：关注医疗服务的数量、忽略医疗服务的质量，激励医疗机构数量式的粗放发展；追求做大医院（增加床位）、做高费用（大处方）、做多患者（增加门诊）。（3）监督机制：以人工复核为主，现场监督为辅，漏洞较多，道德风险控制力不强。（4）支付方式：医疗机构先提供服务，后结算和付款，周期有长有短，这导致医疗机构难以进行财务预算和现金流管理，甚至长期负债经营。

（二）第三方付费的中级阶段：质量付费

1980 年以后，在美国社会医疗保险计划内流行使用根据疾病分组（DRG）找到随机均值（阿罗定理）的定价机制，继而实行"结余留用、超支自负"的竞争机制，有效调动了医疗机构控制成本和提高质量的经济性，进入第三方付费的中级阶段。截至 2017 年，OECD 成员国中的奥地利、智利、捷克、立陶宛、法国、德国、匈牙利、日本、荷兰、波兰、斯洛文尼亚、瑞士等 40 多个国家开始探索和使用该付费方法。在澳大利亚、捷克、法国、德国波兰、斯洛文尼亚、瑞士等国家，营利性医疗机构也运用 DRG 方法。

质量付费法（Digital Raster Graphic，DRG），即指按照疾病分组的时间指数和费用指数的平均值定价和付费的制度安排。主要特征如下：（1）定价机制：总额预算、合理增长；按疾病分组（Digital Raster Graphic，DRG）和医疗大数据的随机均值定价，结余留用、超支自负；激励医疗机构合理接诊，没有定额；建立控制成本和改善质量的内生机制，开展有序竞争。（2）价值取向：关注医生劳务的风险和质量，激励医疗机构规范管理、鼓励医务人员临床创新。（3）监督机制：以智能审核为主，现场监督为辅，道德风险控制能力较强。（4）支付方式：预先确定支付标准，及时结算；方便医疗机构进行事业发展规划、财务预算和现金流管理。

随机均值的操作流程如下：（1）规范和记录诊疗过程，需要统一疾病诊断和治疗操作的编码以及临床路径，即国际疾病分类系统 ICD－9 和 ICD－10。（2）规范出院病例首页信息，建立完整和准确的信息采集、统计分析系统，形成诊断费用大数据。（3）在取得每个诊断组的全部诊疗费用数据后，找到正态分布的中间值，并基于该 DRG 病例的平均费用和成本与本地区所有病例的平均费用计算权重。（4）再用 DRGs 的权重乘以费率即得出各组费用标准值。

$$某\ DRG\ 的权重 = \frac{该\ DRG\ 病例的平均费用或成本}{本地区所有病例的平均费用或成本}$$

（三）第三方付费的高级阶段：价值付费

2010 年以后，奥巴马在医改中十分强调医疗机构的可信度和责任机制，加之医疗大数据的运用伴生了健康管理、专科、康复等案例的疗效评价方式，由医疗机构责任、医生组质量、医院绩效和患者疗效评估四个维度构成的价值付费，第三方付费进入高级阶段，对符合相应质量要求的医疗机构给予奖励。2011 年，美国 CMS 设立 33 项指标控制医疗服务质量，涉及体重监控、乳腺癌预防、高血压/高血脂/高血糖预防、患者沟通、健康教育、戒烟指导、抑郁症预防等，最终计算综合质量分，根据得分确定医保基金结余奖励分值（医疗组织获得的返还奖励＝实际医疗费用节余×返还结余比例），最高达 60%。

价值付费法（Value－based Purchasing，VBP），即指以患者体验为中心，根据医疗服务质量定价和付费的制度安排。主要特征如下：（1）真正实现以患者为中心价值取向，患者体验和疗效评估成为医疗服务绩效的评估的重要依据。（2）以随机均值定价为主，结余留用；高于随机均值的病例，经过疗效评估证明其改善健康的结果之后，即可以获得奖励，进一步鼓励医疗机构善待患者和提高服务质量。但是，价值付费法刚刚兴起，主要挑战如下：（1）转换难度较大。向价值付费转换需要制定详细的医疗质量评估和奖励评价标准，其方法论尚未成熟，存在较多争议。（2）推广难度较大。如何撰写医疗机构服务质量评估报告及其指标体系，对于参与者的医疗数据、信息系统及分析处理大数据的专业能力提出了较高要求。

二、中国基本医疗保险的定价机制与支付方式

1998 年我国建立职工基本医疗保险制度以来，改善付费方式一直是医疗保险工作的重心。在实践中尝试了各种支付方式，很多地区试行了复合付费方式。

（一）人头付费法

按照医疗服务的人头人次的服务成本和质量制定付费标准，根据医疗机构提供服务的人头人次计算医保基金向医疗机构和参保患者支付金额的医保基金管理办法。医疗机构服务的人数越多获得的补偿越多。例如，北京市取消药品加价后实行医事服务费制度，即鼓励医务人员特别是专家，多开门诊以获得医事服务费（含原挂号费），其实就是一种人头付费法。

具体操作流程如下：（1）通常按照既往数据测算人均人次住院费用，再考虑地域费用水平和医疗费用上涨等因素确定付费标准。（2）继而形成计量医疗机构服务人头人次的管理办法，按照医疗人头人次实际发生的费用，由医保基金和参保患者按照各自支付的比例进行结算。

主要优点如下：（1）方法简便易行，保险机构和医疗机构均易操作，管理成本相对低；适合基层医疗保健机构，不适合综合医疗机构。（2）如果规定人头人次均价和封顶线，可以直接控制医疗费用。

主要挑战如下：（1）可能诱导医疗机构和医生选择性接收症状轻、住院时间相对短的患者，推诿重病患者。（2）可能诱导医疗机构虚报人头人次、分解患者住院次数，以获取更多的人头费的道德风险。（3）激励大型医疗机构多开门诊，追求人头费，违背分级诊疗的原则，抑制专家从事科研和提高医疗技能的积极性，导致医学研究水平和医疗质量的下降。

（二）按床日付费法

按照住院参保人员每住院一天（一个床日）确定定额付费标准，并按参保人员实际住院天数向医疗机构支付补偿金额的医保基金管理办法。平均住院天日作为考核医疗机构绩效的指标之一。

具体操作流程如下：（1）根据住院病人病情严重程度和治疗进展情况对疾病进行分类。（2）制定各类疾病每床日应付费用的标准。（3）病人出院时按住院天日实际发生的费用，由医保基金和参保患者按照各自支付的比例进行结算。

主要优点如下：（1）促使医疗机构形成自我约束机制，降低单位服务成本。（2）减轻了审核工作量和管理成本，对医患保均有利。

主要挑战如下：（1）疾病分类很复杂，难以确定合理支付标准。（2）医院存在诱导需求和分解服务人次增加收入的可能。（3）可能降低服务强度，推诿危重病人。

专栏 6.2

床日付费案例

××市职工医疗保险对精神类疾病按每人每床日费用标准进行结算，个人负担8%。具体标准为：市级医疗机构68元/床日，个人承担5元；县级医疗机构56元/床日，个人承担4元；乡镇医疗机构40元/床日，个人承担3元；药品比例不低于总费用的32%。假如，周期内市级医疗机构实际出院病人累计住院日为100天，医疗保险基金支付费用计算公式为：

$$(68-5) \times 100 = 6300 \ (元)$$

（三）项目付费法

制定服务项目付费标准，根据医疗机构的项目服务量计算医保基金和参保患者向医疗机构支付金额的管理办法，如检查费、手术费、挂号费等。

主要操作流程：（1）根据临床路径确定服务项目。（2）针对服务项目成本制定付费价格。（3）参保人员在享受医疗服务时对服务项目逐一计费，由医保基金和参保患者按照各自支付的比例进行结算。医疗机构提供的服务项目越多，获得补偿越丰厚。

主要优点如下：（1）操作简单。（2）便于计量医疗机构和医务人员的工作数量绩效。

主要挑战如下：（1）基于医疗服务数量而非质量进行补偿，难以科学而准确地确定医疗服务价格。（2）可能刺激医疗机构通过给患者多做检查和开高价药品获得更高补偿，导致过度医疗、资源浪费的"以药养医、以刀养医"现象，可能损害了患者的健康。（3）医院缺乏成本控制意识，刺激医院引入尖端诊疗设备和推销高价格药物，由此导致医保审查工作量大，管理成本高。

（四）服务单元付费法

根据医疗服务单元制定付费标准，根据医疗机构提供服务的单元量计算医保基金和参保患者支付金额的管理办法。

具体操作流程如下：（1）将医疗服务的过程按照一个特定的参数划分为服务单元，如一个门诊人次、一个住院人次或一个住院床日。（2）根据过去的历史资料以及其他因素制定出平均服务单元费用标准。（3）根据医疗机构的服务单元量进行偿付。与按人头付费方式相比，按单元付费相对进步，它把患者每次住院分解成每天或其他单元来付费，相对科学一些。

主要优点如下：（1）方法比较简便，有利于保险人操作，医院易于接受。（2）管理成本较低。（3）有利于鼓励医院提高工作效率。（4）费用控制效果比较明显。由于按住院日付费的标准已经事先确定，医院的主要目标是在保证医疗服务质量的前提下，努力降低患者的住院日，从而达到减少费用开支，增加经济效益的目的。因此，采用此种付费方法，患者平均住院日一般都会不同程度降低。

主要挑战如下：（1）与按人头付费方式一样，同样有诱导医疗选择性收治患者的可能。（2）医院倾向延长患者的住院日，也可能出现分解患者住院次数或者分解处方的行为，从而达到增加住院日总数或就诊者门诊次数的目的。（3）容易诱使医疗机构减少提供必要医疗服务，不太关心服务质量，竞争意识减弱，以及影响经办机构获取关于医疗服务利用与医疗费用支出的信息。

（五）总额付费法

医疗保险经办机构根据往期发生的数据和约定的增长率，制定协议医疗机构的年度支付总额，由医疗机构包干使用，自负盈亏。

具体操作流程如下：以前期医院总支出为依据，在剔除不合理支出后制定年度拨付医院的费用总额。在制定年度预算时，往往考虑医院规模、医院服务量和服务地区人口密度及人口死亡率、医院是否是教学医院、医院设施与设备情况、上年度财政赤字或结余情况、通货膨胀等因素。

主要优点如下：（1）简单易行，不需要复杂的测算。（2）能够激发医疗机构控制医疗成本的积极性。

主要挑战如下：（1）医院会极力节约成本，难以保证医疗质量，还可能导致推诿疑难重症的患者。（2）确定合理付费总额有一定难度。（3）激励作用较差，可能降低医疗机构运行效率，导致医务人员缺乏临床创新的积极性。

为了进一步提高医疗保险支付方式的引导作用，提高医疗保险基金的使用效率，2017年6月28日国务院办公厅印发《关于进一步深化基本医疗保险支付方式改革的指导意见》（以下简称《指导意见》）提出，"有条件的地区可积极探索将点数法与预算总额管理、按病种付费等相结合，逐步使用区域医保基金总额控制代替具体医疗机构总额控制。根据各医疗机构实际点数付费，促进医疗机构之间分工协作、有序竞争和资源合理配置"。同年，国家卫计委在深圳市、克拉玛依市和三明市开展DRG质量评估和收费方式改革试点。2016年7月1日，浙江省金华市积极开展了病组点数法的医保支付方式改革。2017年11月，清华大学医疗服务治理研究中心受金华市委托对此进行第三方评估。评估报告结论如下：金华方案是建立综合治理机制的一套组合拳，打开了医保医院对话的通道，创新使用疾病组质量评价工具（DRG）和引入点数法与预付制（PPS），营造了三医联动的良好局面。在宏观上建立了区域医保基金预算与合理增长的调控机制；在中观上建立了区域医保基金收支平衡的长效机制；在微观上建立了医疗机构控制成本、提高质量、良性竞争的引导机制。一年来，医保基金和医疗机构运行绩效结果优良，方案设计和运行效果均符合《指导意见》的改革方向。

2010 年，《社会保险法》第三十一条规定："医疗保险可以与医疗机构订立医疗服务协议。"2014 年，人社部发布《关于进一步加强基本医疗保险医疗服务监管的意见》（人社部发〔2014〕54 号文件），要求在医疗服务协议中引入智能审核与智能监控，解决医保机构与医疗服务之间的信息不对称的问题，从事后监督向事前监督转移，探索监督医疗行为的具体措施。2017 年，国务院办公厅发布《指导意见》（国办发〔2017〕55 号文件），要求通过医保支付方式改革建立激励相容的定价机制和补偿制度，培育医疗机构控制成本和改善质量的内生机制。综上所述，中国医疗保险领域出现了"一法两规"的治理架构，为定价机制改革和复合型支付方式改革奠定了基础，这被称为中国医疗保险的 2.0 时代，从管理基金到建立机制。

第三节　定价机制与支付方式改革促进现代医院管理

一、定价机制与支付方式改革对医院价值取向的影响

（一）价值付费法将引导医院回归保障人民健康的发展方向

按照人头人次、服务项目等方法付费，可能导致医疗机构为增加收入而增加服务；按照病种和总额付费，可能导致医疗机构为节约成本而降低服务质量，甚至推诿重症患者，这些付费方式均以营利为重心。价值付费法则是以患者疗效与健康为核心，引导医疗机构以患者为中心，坚持救死扶伤原则行医并得到相应奖励。尽管实施价值付费法对社会治理环境有很高要求，难以推行，但符合中国"全方位全周期保障人民健康"的发展战略。以金华市为例，正在依托信息化和引入服务商作为合作伙伴，通过智能监控和手机联网 APP 满意度评价等手段，建立健全医疗机构费用控制、运行绩效、质量管理和社会满意度等指标的考核评价体系，促进医疗机构不断提高医疗服务水平。根据医疗机构的平均医疗服务费用、药品检查应用情况、服务人头

人次效率等因素，编制定点医疗机构每个病组当期的费用效益系数。条件成熟后，住院病例分值计算公式调整为：

住院病例分值 = 对应的病组基准分值 × 成本系数 × 费用效益系数

（二）DRGs 定价机制将引导医院科学定位与合理接诊

采用"DRG 组数"（服务范围广）与"CMI 病例组合指数"（服务难度高）的方法评价专科医疗机构服务数量和服务质量，由此形成"随机均值"的定价机制，引导医疗机构根据自己的定位、医生组和设备的情况制定事业发展规划和接诊内容，建立分级诊疗的就医秩序。2015 年，北京大学第一医院覆盖 DRG 组数最多（733 个 DRG 组），表明其医疗服务范围最广；北京协和医院 CMI 值最高（1.21），表明其医疗服务综合技术难度水平最高。一旦医疗保险基金按照上述标准付费，各家综合与专科医疗机构都会理性考虑自己的定位和发展战略问题，制定事业发展计划。例如，在某地推行 DRGs 定价机制改革时，某家大型综合医疗机构将已有的 100 多个科室和几千个病种进行 CMI 值排序，根据本院人力资源状况和医生薪酬期望值，决定增加疑难重症和重病服务，不再提供 CMI 值排名后位的病种服务，并将这些病种释放给下级医疗机构和社区医疗服务中心，自动进入分级诊疗的轨道。此外，医疗机构事业发展计划的改变，将影响其流动资产和固定资产的需求与管理。

（三）PPS 预付法促进医院成本管理

PPS 预付法（Previous Payment System，PPS），即指根据随机均值预先定价和付费，年底决算的制度安排。2010 年修订的《医院财务制度》（以下简称"财务制度"）指出，医院财务管理的主要任务是科学合理编制预算。PPS 预付法都可以指导医院编制年度收支的预算，全面实施预算管理。诊断分组将成为预算执行结果、成本控制目标和业务考核的重要内容，与年终评比、内部收入分配挂钩机制，作为对医院决策和管理层进行综合考核、实行奖惩的重要依据。

《医院财务制度》第十九条规定："医疗收入在医疗服务发生时依据政府确定的付费方式和付费标准确认。"基于 DRGs－PPS 预付法，在挂号收入、诊察收入、检查收入、化验收入、治疗收入、手术收入、卫生材料收入、药品收入、药事服务费收入、其他门诊收入等项目中，医生劳务价值和风险责任收入将大大提升；一旦将医生诊断风险与劳务价值挂钩，将激励医生进行临床医学创新。一旦将药品检查耗材等进入绩效指标，将引导医生行为、科室成本核算和医院收入结构，适度降低药品耗材和检查的费用及其占比，抑制大处方和过度医疗。但是，只能基于医疗大数据在诊断分组付费（DRGs）系数上进行调整，激励医院合理配置医药护技管的资源，进行科学的成本管理，既要提高医院的竞争力，又要保护患者的健康；依赖行政命令降低药费比例的做法可能违背医学规律，对医药研发、医生进行临床医学研究和患者健康造成伤害。

总之，目前我国医保基金实施的各类付费方法均已写入《财务制度》，第三十二条指出的病种成本核算，第三十三条规定了诊次和床日成本核算，要求医院应根据成本核算结果，对照目标成本或标准成本，采取趋势分析、结构分析、量本利分析等方法及时分析实际成本变动情况及原因，把握成本变动规律，提高成本效率；在保证医疗服务质量的前提下，利用各种管理方法和措施，按照预定的成本定额、成本计划和成本费用开支标准，对成本形成过程中的耗费进行控制。

二、定价机制和支付方式改革对医院财务管理的影响

（一）医院财务管理的四个元素

医院财务管理有四个要点，即医疗服务的价格、成本、数量和项目。

1. 医疗服务价格

医疗服务定价主要有两种方式。一种是用价目标准表告知的价格，属于事前定价（Prospective Price），另一种是当病人出院以后再予以结算的回溯性定价（Retrospective Price）。门诊服务定价相对容易，住院医疗服务难以定价。DRGs 支付制度和论项目计酬支付制度最大的不同之处，就是将住院医疗服务从回溯式（Retrospective）定价改成事前（Prospective）定价，将单一项目定价改成组合项目统一定价。可以成本为基础定价，也可以成本加成定价（Cost – plus 或 Cost – added Price），即区间定价（Block Price 或 Bundle Price）。

2. 医疗服务成本

成本即指提供一项医疗服务所需要耗用的以财务方式呈现的资源。在会计学上，成本和费用是不同的。成本与劳务相关，费用是指一切支出。财务管理关心的成本包括三大类，即直接人工成本、直接材料成本和加工制造费用；加工制造费用还包含间接人工成本和间接材料成本。

3. 医疗服务数量

医疗服务数量即指医院的业务量。一家医院的业务量经常是以门（急）诊人次和住院人日来衡量，进一步细分为诊疗服务、药品、医用耗材、技术设备和管理的可计算的数量。上述内容绑在一起叫做区间量（Block Quantity 或 Bundled Quantity），例如，每一个 DRG 就是一个区间量。所以，在总量管制（Global Budget）和医保支付的条件下，所谓的量只有统计意义。

4. 医疗服务项目

医院财务管理的项目，指价目表上可以单独收费的服务。因为可以单独收费，所以服务被定义得非常清楚。这时服务是可以切割的或可以单独被视为一个单元。项目的定义有时候同名称但内容可能不太相同，但是也有可能同名称但是深度不太相同。前者可能是因为文化性或是其他原因造成，而后者大多是因为每家医疗院所质量管理控制的程度不同所造成的差异。

（二）医疗项目的成本管理

医疗项目的成本管理：一是全成本核算制度，要计算出重要服务项目的单项成本（Itemized Cost）；二是要有清楚且完整的质量管理的定义；三是要有彼此关联的信息库系统，可以让医院取得管理所需要的数据。

医院最重要的工作是分析单项服务成本。成本会计意义上的医疗服务单项成本包括：直接人工成本、直接材料成本和制造费用。（1）直接人工成本，即指一项医疗服务最重要的执行人及人工成本；另外是间接人工成本，间接人工成本被包含在加工制造费用中，因为其与医疗服务的完成之间的相关性不强，且人数可能很多，纳入直接人工成本来计算将增加计算的复杂性。（2）直接材料，指完成一项医疗服务所必须耗用的材料。一是由保险支付的材料，如人工膝关节，由于可以单独计算价格，又被称为计价材料；另一种材料虽然直接使在病人身上，由于使用数量不多而且单价不高，一般不会被单独计算价格，即不计价材料，不包含在直接材料里。（3）制造费用，是指那些无法归入直接人工成本和直接材料成本的项目，如折旧费、水电空调等，还有其他间接人工费用，在计算服务成本时被归类为制造费用（Overhead）。在计算成本时，制造费用可以分摊的方式纳入一个服务项目中。

通常，还有其他成本也应该纳入成本计算的内容，这种成本是附加的。例如，教学研究费用、资金利息或管理销售费用等，可以在计算出直接成本后，用分摊的比率加在直接服务成本上。可见，一项医疗服务的总成本，在直接服务成本基础上还有间接服务成本。

计算一项（单元）医疗服务成本要经过以下几个步骤：（1）给出服务定义，包含服务的开始和结束，以便正确地计算出一项医疗服务的成本。（2）以流程图的方式呈现出提供一项服务的每一个流程的活动及其必须使用的人工种类的时间和数量、所耗用的材料，所使用的仪器设备，以及所需要的场地与空间等。（3）持续观察一定数量的同类医疗服务，通常最少30例（符合统计学上常态分配的前提），从中统计出平均数和标准偏差，作为服务流程标准化的依据和计算成本的基础。（4）求所有和人事薪资有直接关系的人事费用的平均值，以便计算每单元的人工时间费用。（5）对所有和使用耗材有关的费用，取其进价平均值，换算成可以计算的单位，取得耗用材料的单位成本。（6）将所有使用的仪器设备的总价（必要时还需加上保养费用）进行折旧计算，再将折旧除以使用年限，计算到分钟（甚至秒），得到所使用的仪器设备的时间单位费用。（7）计算提供本项服务所必须使用的房舍空间面积，即该建筑物的总造价除以使用面积的每单位（例如每平方米）费用。总之，将以上所有的费用加总后就可以得到直接服务费用，然后，再以分摊的方法将其他间接服务费用加上直接服务费用，即可得到总服务费用（见表6.2）。

表 6.2   **单项成本核算（分析）**

医疗服务项目名称：医保（自费）代码：制表时间：

	项目	人数	月平均薪资	标准工作时间	成本小计
人事成本	主治医师				
	住院医师				
	护理人员				
	技术人员				
	行政人员				
	其他人员				
	小计				
	项目	单位	单位成本	标准消耗数量	成本小计
材料成本	药材成本				
	医材成本				
	不计价材料成本				
	小计				
设备成本	房屋折旧				
	设备折旧				
	维修费用（设备）				
	小计				
直接服务成本合计					
间接服务成本	作业费用				
	管发费用				
	教学研究费用				
	社会福利费用				
	成本总计				

（三）医疗项目损益两平点

损益两平点是以成本作为财务管理出发点最常用的方法，损益两平点的分析牵涉成本、利润和数量的计算。医疗机构重视损益两平点（又称保本量）分析主要的原因是希望找出在一定生产数量下医院不亏本所必须要完成的工作量。由于医院属于服务业，病人的来源并非掌握在医院手中，需要通过损益两平点的计算及其财务状况进行管理和经营的决策。

损益两平点的计算需要经过三个步骤：（1）将医院的成本区分为变动成本（Variable Cost，VC）与固定成本（Fixed Cost，FC）。变动成本指那些成本会跟着医院的服务规模扩大而增加的成本，如人工薪资；固定成本指那些成本在一定的生产规模之下，不会随着服务量的增加而增加的成本，如房舍折旧。（2）将总收入减去变动成本得到边际贡献（Contribution Margin），再将边际贡献除以总服务量得到边际贡献率。（3）将固定成本除以边际贡献率所对应的服务量，即损益两平点（见图 6.1）。

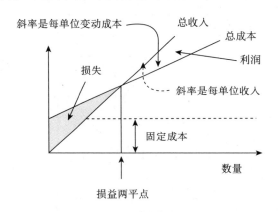

图 6.1　损益两平点（保本量）分析

在计算损益两平点的过程中有许多假设，如果医院管理者没有这个能力去维持这些假设，实际计算出来的损益两平点则可能和真实的损益两平点有差距。这些假设如下：（1）有稳定的服务质量；（2）有清楚且可靠的财务数据；（3）有可以切割的医疗服务。如果医院能满足以上三个假设，损益两平点对于医院财务管理在论项目付费的支付条件下，就有特殊的管理意义。因为在论项目付费支付条件下，医院没有自由的定价权，所有的服务项目价格都由政府部门制定。在价格、成本、项目和数量四个关键元素中，医院能掌握的只有成本。所以，医院要提供多少服务量才不至于亏本，这是所有医院财务管理者所关心的事。

如何计算损益两平点的实例。如果每个项目 i 的定价是 500 元，而医院的变动成本是每单位 350 元，固定成本是 100 000 元，那么损益两平点即：

$$500 - 350 = 150 \text{（元）} \tag{6.1}$$

$$100\,000 / 150 = 666.67 \tag{6.2}$$

其中，公式（6.1）即边际贡献率；公式（6.2）即损益两平所对应的服务量。

换句话说，只要这一家医院提供项目 i 的数量超过 666.67（或 667）人次，医院就可以损益两平或是有所盈余。

在理论上，只要能够将所有提供医疗服务的项目都利用单项成本分析换算出标准成本，然后再将成本分成标准变动成本和标准固定成本。利用以上的方式将所有的项目加权后加总，即可计算出一家医院的损益两平数量。以门诊为例，在实操中常常是以人均收入作为单价，以人均次变动费用相减来计算人均边际贡献率，然后，再以门诊、急诊及住院所分配到的固定成本当分子，边际贡献率当分母，计算损益两平点的服务量，这个服务量即为门诊的损益两平点。

当损益两平点被计算出来之后，医院就可以根据这个数量去设计和调整门诊所需要的空间或是物资人力，如此的资源分配通常比较有效率。用同样的方法也可以计算急诊和住院的损益两平点。医院管理者由此从财务角度介入医疗服务的业务。

（四）DRG 的财务管理

自从 DRG 介入住院支付制度以来，DRG 的财务管理即成为医院财务管理的重点。由于 DRG 本身兼顾质量和成本的要求，DRG 经营管理就必须考虑到如何兼顾质量和成本的抉择。每个 DRG 都可以利用以下方法计算出损益两平点。例如，某地医保局支付单纯阑尾切除术每例 1 200 元，经医院以临床路径设计标准成本发现标准变动成本的结构，对于普外科而言，该 DRG 的损益两平数量即可以计算出来。

医院管理者可以利用单项成本分析计算医院各科室的病例组合指标（Casemix Index），这有助于医院内部的资源分配和绩效考核（注：此病例组合指标只适合单一医院使用，如果要做院际之间的比较，还是需要有医保局统计各医院的数据后，才可以进行跨医院别病例组合指标的比较）。例如，如果单纯住院阑尾切除是一个 DRG，那么医院为了应对保险支付方式和院内的质量控制，就会制定自己的临床路径。如果将临床路径的所有费用项目加以标准化，即可以计算出每个单纯阑尾切除住院 DRG 的变动费用和固定费用。利用以上损益两平计算公式，可以算出要提供多少例单纯阑尾切除，医院才可能在这项 DRG 上实现损益两平。假如，一家医院的单纯阑尾切除术平均住院日是 4 天，每年估计会有 300 例病人（流行病学的数据显示），提供单纯阑尾切除的服务量必须要保持在 1 200 床日。以一张病床 1 年可提供 365 个床日来计算，一年平均占床率为 90%，这家医院为了提供单纯阑尾切除服务项目，普通外科就必须有 4 张床 [1 200 床/（365 床日 ×90% 占床率）]。如果做更精确的估计，需要将普通外科可能提供的 DRG 数量及其所需要的床位数进行加总，即普通外科所需要的病床数。

当然，这是在理想状态之下计算出来的病床数，还需要在经过敏感度分析后做加床和减床的需求。所谓的敏感度分析，即利用过去的统计数字所求得的平均值和标准偏差，计算出病床利用率的上下限，以调整病床的分配和使用，通过管理使得医院的资源利用变得更有效率。

例如，在住院阑尾切除术的管理上，医院可以利用医保局的预付值（价格）减除去成本后，将中间的利润（如果有）以绩效奖金的方式分配给所有相关医护人员，以鼓励他们节约成本。这是医院实施 DRG 财务管理的目标。

我们知道，DRGs 相对权重（Relative Weight，RW）计算公式如下：

$$各\ DRG\ 的\ RW = \frac{各\ DRG\ 的总医疗费用平均数^*}{全院所有\ DRG\ 的总医疗费用平均数^*} ①$$

所以，如果将每位医师的收治住院病人总人次数当作分母，利用表 6.3 即可计算出一位医师的病例组合指数。

表 6.3 　　　　　　　　　　**医师病例组合表**

DRG	陈述	权重	个案数（个）	DRG 权重小计
1	简单阑尾切除	1.0000	10	10.0000
2	简单痔疮切除	0.9879	7	6.9153
3	胆囊切除	1.2232	10	12.2320
4	全胃切除	2.4641	4	9.8564
……	……	……	……	……
M	……	……	……	……
小计			31	40.1764

那么，这一位医师（i）的 Casemix index（CI_i）就等于 40.1764 / 31 = 1.2960。如果将每位医师的 CI 统计出来，就可以基于病组从资源耗用的角度看出那些医师的住院病人诊疗费用的高低，这些病例组合指标是对住院服务项目进行绩效管理时不可忽略的参考数据，是对医疗服务定价的重要依据，也是医保制定支付标准时的参考基础。

如果将以上计算方式运用在住院科室的管理上，就可以知道各科室相对的工作负荷（Workload）。如果运用病例组合指标来分配或是调整各病房的护理人员的工作奖金，将可以呈现比较公平的绩效奖金分配结果。

因为 DRG 制度比较侧重团队的表现，不像 RBRVS（Resource - Based Relative

---

① 总医疗费用平均数计算前均先去除两端各 5% 的极端值（Outliers）。

Value Scale）比较关心医师个人的工作行为，所以，用病例组合指标评估医疗团队的工作负荷，在医院财务管理上有客观的操作基础。美国自 1983 年 10 月开始实施 DRG 以来，许多医院都将医院绩效分配和 DRG 制度捆绑在一起。经过 30 年的运作后，DRG 已经不再是一个支付制度或绩效管理工具，这已经成为政府控制医疗费用的预算工具。每家医院在财务管理中，均将政府所公布的每一个 DRG 的权重（RW）当作内部标准，在每月结算各科的工作绩效时，用以指导各科进行改善的依据。

现代化医院的贵重医疗仪器设备越来越多，因此造成医院财务结构上的重大改变，固定成本占总成本结构中的比重越来越高，由此改变了损益两平数量。有些医院不再购置贵重的医疗仪器设备，改为租赁所需要的高端医疗仪器设备，由此导致变动成本增加而固定成本下降，早一点达到损益两平。但是，由于变动费用的增加将导致医院对成本的管控越来越严格，以致使某些医师感觉丧失自主权，这也是医院财务管理的一个重要议题。

使用前述方法去计算单项成本和 DRG 管理是比较直接和简单的（见图 6.2），特别是对于开展日间手术而言。不同的是，医院必须先要配合 DRG 做出临床路径（Clinical Pathway）。临床路径等于在定义一个产品，如一个 DRG。将临床路径上所有用人部分，分成主要用人部分和非主要用人部分，前者属于直接人工费用，后者属于制造费用。因此，同样的道理也可以用在计算直接材料和间接材料费用（制造费用的一部分），用于计算远程医疗项目上。

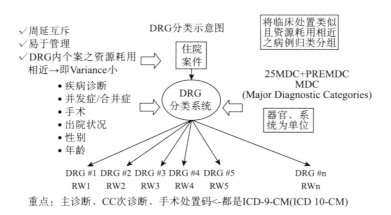

图 6.2 DRG 分类示意图

综上所述，与医疗服务质量挂钩的医保支付方式改革，可以撬动医院合理控费与提升服务质量的积极性，有利于医疗保险基金的合理使用。

第四节   现代医院管理与商业健康保险的发展

前述三节从医疗信息化、基本医疗保险支付方式改革及其价值取向和对医院管理的影响几个方面描述了第三方付费的发展趋势。商业健康保险也是第三方付费的一种形式，面对不断增加的医疗服务和健康管理的需要增量以及增加的风险，其改革与发展路径已经逐渐清晰。

一、技术进步与商业健康保险的制度变革

技术进步推动行业变革是医疗信息化永恒的主题。未来在技术层面我们主要关注如下几点：一是传感器技术，即身体体征进一步高效的数据化，特别是在无创血糖、移动影像领域；二是移动健康的发展，基于移动端的健康医疗模式刚刚开启，后续发展方向十分重要。因此，在商业健康保险机构中，应当从决策、战略和人才培养几个方面做好准备，利用技术进步的大好时机开拓商业健康保险的发展空间。

对于中国而言，制度的变革重要性可能远远大于技术进步。在各种制度变革中应当关注两点：一是医生与医院关系的变革，这个事关中国医疗服务主体地位的问题，是改革的核心问题，对于医疗信息化而言就是是否可以打开基于医生的医疗信息化市场，这个是最有活力的医疗信息化领域之一；二是医保相关制度变革，虽然中国医保信息化起步晚，但随着中国医保资金越来越紧张，社会医疗保险信息化的步伐将加快。商业健康保险的策略应当是协助社会医疗保险信息化发展做好配角，大力开发新的领域并做主角。

二、开发智能诊断的健康管理空间

信息技术的发展已经到了一种程度，即越来越自动化，一些基本的诊断和治疗甚至可以没有医生参与，智能诊断和治疗是未来一个重要的发展方向（见图6.3）。因此，商业健康保险机构应当投资知识型人才和知识库的建设，抓住智能医疗与智能监控的发展机遇。

国外有专家曾经做出预言：未来医生的工作量将会削减80%，这些标准化的医疗服务将交给医疗智能系统完成，医生的主要精力将会放在疑难重症和新疾病的研究方面。医生将会从日常简单的医疗服务中彻底解放出来；未来家庭护理将会成为护理的主要方式，大规模的医院将不会存在；可穿戴设备等将会发展到实时采集数据并能

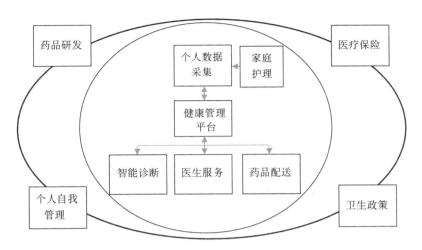

图6.3 未来医疗信息化的理想模式——医疗"智能化"

做到云分析；医疗成本将会大幅下降，医疗保险也将实现智能化。我们正走在这种信息化的道路中。

三、大数据时代的商业健康保险发展战略

医疗信息化伴随数据化，这将改变人们的就医行为。从数据的获得层面看，一是会有更多的内容被纳入医疗数据里面，为医疗大数据分析提供更多的数据源，例如基因数据、生活数据、甚至地理数据和气象数据；二是统一医疗数据的难度在国内和国外都很大，这方面仍旧有很长的路要走，大数据分析的前提就是要求数据的完整性，但是目前"信息孤岛"仍旧是一个困扰大数据分析的问题；三是大数据分析的主体，即哪些医疗市场参与主体可以具备大数据分析的权限，如果权限太高，是否又从另外一个角度剥夺了患者的信息权利。为此，商业健康保险公司可以借助社会医疗保险改革的东风，一要积极参与智能审核与基本医疗保险的支付方式改革，但在基本医疗保险领域仅为一个政府购买服务的服务商，而不是主角；二要在基本医疗保险之外唱主角，瞄准高收入和中等收入的人群，与国际医疗部、医生集团与私人诊所等医疗机构建立合作关系，开展智能审核与支付方式改革，做到事前提示和事中监督，让投保人在有管理有监督的情况下使用，实现医患保共赢的目标。

此外，商业健康保险电商是通过互联网购买保险产品的一种电子商务模式。客户可以通过互联网平台，比较各类健康保险的费率、覆盖范围、支付条件、提供医疗保障的内容等各种信息，购买符合自己需求的保险产品。购买人群和保险公司通过保险电商平台进行交易，大幅降低了行政性费用。保险电商模式可以与基本医疗保险共建信息平台，针对高收入人群设计补充健康保险产品，实现多层次的医疗保险计划。伴

随人口老龄化程度的加深，一些国家开始劝高收入人群退出有政府补贴的基本医疗保险计划，鼓励他们购买商业健康保险。

本章小结

本章基于医疗信息化，分析了医保第三方付费方式的发展规律，以及对医院管理和医生行为的影响，并进一步讨论了商业健康保险发展的机遇和挑战，主要为读者解析了如下问题：

第一，介绍了在医疗信息化时代医疗服务信息应关注的几个核心问题，包括获取信息、组织数据、传输数据、应用数据和评估数据；

第二，介绍了我国基本医疗保险付费方式改革的必要性及现实条件；

第三，提出医保付费方式改革的三阶段理论，并深入阐述了数量付费法、质量付费法和价值付费法的内在机理、优点及缺陷；

第四，分析了医疗保险付费方式改革对医院价值取向的影响；

第五，指出了现代医院管理与商业健康保险的发展路径。

思考题

1. 了解医疗服务信息采集和数据管理的核心问题。
2. 简要论述我国基本医疗保险付费方式改革的必要性和现实条件。
3. 论述医保付费方式改革三阶段理论的内涵及对医院行为的影响。
4. 论述 DRGs 支付方式改革对医院管理的影响。
5. 论述大数据时代商业健康保险的发展战略。

专业术语

1. 医保支付方式（Medicare Payment）：是指参保人在接受医疗服务提供者的服务后，由医疗保险机构作为第三方代替参保人向医药服务提供者支付医疗费用的方式，由支付单位、支付价格和支付范围组成。

2. 医保智能审核（Medical Insurance Intelligent Audit）：采用最新的信息技术手段，结合知名专家整理的药品目录、诊疗信息以及临床路径信息及医卫行业政策文件知识库，为医疗服务经办机构提供了医疗行为事前拦截、事中监管、事后分析功能，并智能完成医疗行为信息审核、分析、核减违规医疗费用及相关违规医疗行为预警。

3. 数量付费法（Fee for Service，FFS），即指按照医疗服务的人头人次计价和付费的制度安排。

4. 人头付费法（Pay for Head）：按照医疗服务的人头人次的服务成本和质量制定付费标准，根据医疗机构提供服务的人头人次计算医保基金向医疗机构和参保患者支付金额的医保基金管理办法。

5. 床日付费法（Average Cost of Beds Based Payment）：按照住院参保人员每住院一天（一个床日）确定定额付费标准，并按参保人员实际住院天数向医疗机构支付补偿金额的医保基金管理办法。

6. 项目付费法（Fee – for – Service，FFS）：根据医疗机构的项目服务量计算医保基金和参保患者向医疗机构支付金额的管理办法，如检查费、手术费、挂号费等。

7. 服务单元付费法（Service Unit）：根据医疗服务单元制定付费标准，根据医疗机构提供服务的单元量计算医保基金和参保患者支付金额的管理办法。

8. 总额付费法（Global Payment）：医疗保险经办机构根据往期发生的数据和约定的增长率，制定协议医疗机构的年度支付总额，由医疗机构包干使用，盈亏自负。

9. 质量付费法（Digital Raster Graphic，DRG），即指按照疾病分组的时间指数和费用指数的平均值定价和付费的制度安排。

10. DRG – PPS 付费法（Diagnosis Related Groups – Prospective Payment System）：是疾病诊断相关分组预先定价和付费的缩写，它是一种被国际上广泛认可的用于医疗保险费用支付方式。DRG – PPS 根据患者性别年龄、诊断、疾病程度、并发症和合并症、是否手术、住院天数及治疗结果等因素把病人分成 500 ~ 600 个诊断相关疾病群组，相同群组病人的全部诊疗费用按统一的标准支付，不与医院所提供的医疗服务项目和成本相关。

11. 价值付费法（Value – based Purchasing，VBP），即指以患者体验为中心，根据医疗服务质量定价和付费的制度安排。该方法产生于美国，以患者为中心价值取向，患者体验为医疗服务绩效评估依据，以随机均值为定价基准，经过疗效评估后证明其改善健康结果后可获得奖励的医保基金管理办法，其付费机制由医疗机构责任、医生组质量、医院绩效和患者疗效评估四个维度构成。

12. CMI 病例组合指数（Case Mixed Index）：用来评估医疗服务提供单位（医院、科室、医师组等）绩效的指标，反映了一个服务提供单位收治病例的总体特征，如果该单位收治病例中技术难度大、资源消耗多的病例比例高，则该单位的 CMI 值就大。其计算公式如下：

$$CMI = \frac{\sum_{i=1}^{k}(DRG_i \text{ 的权重} \times \text{该医疗服务提供单位 } DRG_i \text{ 的病例数})}{\sum_{i=1}^{k}\text{该医疗服务提供单位 } DRG_i \text{ 的病例数}}$$

13. 成本核算（Cost Accounting）：指把一定时期内企业生产经营过程中所发生的费用，按其性质和发生地点，分类归集、汇总、核算，计算出该时期内生产经营费用发生总额和分别计算出每种产品的实际成本和单位成本的管理活动。

14. 绩效评估（Performance Evaluation）：指评定者运用科学的方法、标准和程序，对行为主体的与评定任务有关的绩效信息（业绩、成就和实际作为等）进行观察、收集、组织、贮存、提取、整合，并尽可能做出准确评价的过程。

15. 损益两平点（Breakeven Point）：又称"损益平衡点""盈亏临界点"，指总销售收入和总成本相等，既无盈利，也不亏损，正好保本的销售量（额）。

16. 现代医院管理（Modern Hospital Management，MHPA）：指用现代自然科学、社会科学和管理科学知识及成就应用于医院管理工作，促使医院管理现代化、科学化所进行的计划、组织、指挥、监督和调节等一系列活动的总称，即用现代科学的思想、组织、方法和手段，对医院大医疗技术和医院经济进行有效的管理，使之创造最佳的社会效益和经济效益。

第七章 ··

医疗体制改革与健康保险的国际案例

本章依据 WHO 提出的"铁三角"定理，即可及性、安全性和可支付性原则，分别介绍了英国、美国、德国和新加坡四种不同医疗保障模式的医疗体制改革案例，为分析我国医疗体制改革与商业健康保险的发展问题提供国际经验借鉴。

第一节 英国免费医疗的体制机制

英国的医疗保障制度是免费型医疗的典范，始建于 1948 年的国民健康服务体系（National Health Service，NHS），经过 60 多年的不断改革与完善，逐渐发展为全世界最大的由政府筹资建立的全民免费医疗保障制度，除对处方药、验光配镜和牙科服务等收取部分费用外，NHS 始终保持着为 6 320 万英国居民提供基本的免费医疗服务。2013 年全球权威评级机构 Commonwealth Fund 认为 NHS 能够以较低的人均医疗费用取得很高的医疗质量是非常难得的，并将 NHS 评为全世界最优秀的医疗系统。2012年伦敦奥运会开幕式上，上千名医院的医护人员和儿童组成"NHS"字母，英国把NHS 系统作为重要的一幕向全世界展现，体现了这一制度在英国国民心中的优越感。

一、医疗保障制度及体制机制

英国免费型医疗体制的形成经历了漫长的制度变迁历程。英国政府为国民医疗埋单源于 1536 年的《济贫法》。《济贫法》规定，穷人生病会获得政府的医疗救助。从

　　1871 年至 1914 年，互助会、共济会等社会志愿组织也都参与到穷人的医疗救助事业中。1911 年，英国议会通过《国民保险法案》，该法案要求雇主和雇员交纳工资一定比例的社会保险金，以获得政府提供免费医疗服务、补充养老金和失业保险等福利的资格。但是，由于参加社会保险的民众少，导致《国民保险法案》下的医疗体系无法实现制度全覆盖，造成当时的英国社会存在两类人，一是看病免费，一是看病自付埋单，这种不公平的医保制度受到多数国民诟病。

　　1919 年，英国成立卫生部，负责整合医疗保险计划、公共卫生资源，以及监管各地方政府的医疗服务。1941 年 10 月 9 日，卫生大臣欧内斯特·布朗宣布进行医改。1942 年，作为福利国家理论建构者之一的经济学家威廉·贝弗里奇发表《社会保险报告书》（也称《贝弗里奇报告》），提出建立"社会权利"制度，包括失业及无生活能力之公民权、退休金、教育及健康保障等理念。1944 年，英国政府接受《贝弗里奇报告——社会保险及相关服务》的建议，围绕建成福利国家进行了一系列的社会保障法律法规建制。1946 年，议会通过《国民医疗服务法案》，现代意义的全民免费医疗改革正式启动。经过两年时间筹备，1948 年 7 月 5 日正式实施《国民医疗服务法案》，建立了 NHS。NHS 的筹资来源于国家税收，由卫生部监管，为居住在英国的居民提供由生到死的免费医疗服务。NHS 体系的最主要职能是实现医疗服务的可及性，其为英国国民提供医疗服务的基本理念是：全民享有、优质医疗及按需要获得服务①。居民是否获得医疗服务只取决于"需要"，而非是否有支付能力。1948 年 7 月 5 日，NHS 的第一个病人享受了免费治疗。

　　NHS 起初属于完全免费医疗制度，国民看任何疾病都不需自付费用，但第二次世界大战结束后，英国百废待兴，随着医疗费用的大幅增长，NHS 的实际开支大大超过财政预算。从 1952 年起，NHS 开始对病人收取 1 先令的处方费，看牙科如果需要处置要收 1 英镑的处置费。

　　1968 年，英国成立了"卫生和社会保障部"，任命了主管社会服务的国务委员（Secretary of State）来专门负责具体的事务。1988 年，卫生部再次独立，社会保障部发展为"劳动和养老金部"，卫生部负责医疗服务、公共卫生以及环境和食品卫生监督等事务。

　　由于 NHS 能够确保医疗服务的公平性和可及性，一度被誉为"西方最完善的医疗服务体系"，但由于缺乏有效的竞争与激励，牺牲了服务的效率和质量，虽然看病"不贵"，但医院人满为患、候诊时间长、回应性差问题相继显现。为此，英国政府不断对 NHS 体系进行改革与完善。

---

　　①　Sherman Folland, Allen C. Goodman, Miron Stano, 1997, "*The Economics of Health and Health Care*", 3rd edition, Upper Saddler River: Prentice Hall.

1990 年，撒切尔政府通过了《NHS 与社区护理法案》（NHS and Community Care Act)，对 NHS 的内部管理进行了大刀阔斧的改革，为减少浪费和提高医疗服务效率，实行内部财务独立核算，即"内部市场化"改革，卫生部管理自己的预算，并从医院和其他医疗机构购买医疗服务。1991 年，建立 NHS 信托组织（NHS Trusts），这些是自我管理的独立组织，它们的目标是鼓励创造与创新，不断加强对社区服务的关注。2002 年，英国成立初级卫生保健信托机构（Primary Care Trusts），目前大约有 152 家初级卫生保健信托机构，大部分由医院管理者组成。在 2013 年 4 月被取消前，初级卫生保健信托机构监督着 2.9 万名全科医生和 2.1 万名 NHS 牙医，掌握了超过 80% 的预算。作为地方性机构，它们能很好地理解社区需求，确保提供医疗和社会照料服务的机构能有效工作。

2011 年，议会通过《医疗和社区健康服务法案》，进一步分权，把医疗经费的控制权由卫生部下放到基层医疗单位，甚至是医生和患者本人，以减少管理成本，并把患者作为国民医疗服务系统的中心，加大专科医生尤其是全科医生的权限。2013 年，建立临床服务购买组织（CCG）。临床服务购买组织（CCG）代替初级卫生保健信托机构（PCT）和区域战略卫生局（SHA）。临床服务购买组织目前超过 240 个，由全科医生牵头组成，从 2013 年 4 月起掌管近 60% 的 NHS 预算。

在管理体制上，英国卫生部统管全国的医疗卫生事务，但具体只管英格兰的 NHS 系统，威尔士、苏格兰和北爱尔兰的 NHS 系统由各自地方政府管理。英国卫生部下设 10 个医疗管理机构，负责招标采购医疗服务，签订合同，管理中标的医疗机构，并与合同医疗机构进行费用结算。例如，基本医疗信托机构负责基本医疗服务和公共健康卫生，管理 39 409 名全科医生和 22 800 名牙医，管理的资金占国民医疗总开支的 80%。医院信托和基金信托机构，管理医院、医疗中心和专科门诊共 1 600 家医疗单位。其他医疗管理机构还包括急救信托机构和社区护理信托机构等，它们与 NHS 签订合同，为国民提供免费医疗服务，由政府为其支付服务费用。

二、可及性：医疗资源配置

NHS 最主要特点之一是保证了医疗服务的可及性。据 NHS 官网数据显示，NHS 雇员达到 170 多万人，其中，有一半为专业医务人员，包括 9 万名医生、3.5 万名全科医生、40 万名护士及 1.6 万名救护车人员。他们每 36 小时接待 100 万病人，每周约 70 万患者看牙医，3 000 名患者接受心脏病手术，拥有超过万家的全科医生事务所。NHS 是世界上最大的医疗服务系统，也是世界第五大雇主。

NHS 实行"公立医院 + 私人诊所"的医疗服务提供模式。截止到 2016 年，全英共有医院 1 896 家，总床位 169 995 张，拥有医生 183 938 名，牙医 34 867 名，每千人拥有医生数为 2.81 名，每千人拥有床位 2.9 张，平均住院日为 4.3 天（OCED，2016）。NHS 实行严格的分级诊疗制度，按照公立医院的职能分为初级医疗服务和二级医疗服务。

全英境内共分为 10 个卫生与医疗服务战略区（Strategic Health Authority，SHA），有 151 个地区级初级护理受托人（Primary Care Trust，PCT）（大部分是家庭诊所和社区诊所），与全科医生（General Practitioner，GP）签约，占 NHS 预算的 80%，主要是为国民提供及时的初级诊疗和寻找合适的二级医疗机构。由全科医生提供初级医疗保健服务，如要急诊或转院，也必须由全科医生决定并选择转诊医院就诊。截止到 2016 年，英国有全科医生（GP）51 478 名，46% 是女性，36 085 名是全职工作，分布在全英 8 228 个诊所里。有 71% 的全科医生与 PCTs 签约，5% 为独立执业，每位全科医生大约服务 2 000 人，签约率为 98.7%。

二级医疗服务由急救医疗机构（Acute Trusts，AT）提供，AT 由 173 个急救中心、11 个救护车医疗机构、60 个精神健康医疗机构及其他机构组成，主要负责重病和手术治疗。

当然，英国在完善 NHS 的同时，也鼓励社会资本进入医疗服务领域，为国民提供健康管理和个性化医疗服务，并鼓励个人购买商业健康保险，在私营医院看病则由保险公司按照保险合同支付账单。目前，约有 8% 的人到私营医院看病，且由商业保险支付费用。

三、安全性：评价标准与监督机制

为了保证医疗服务的安全性，NHS 设置了全面系统的医疗服务监管机构和对公立医院医疗服务的考核制度。

（一）NHS 的医疗服务监管机构设置

作为全民医保的免费医疗保障模式，英国 NHS 在对医疗机构的医疗服务提供方面实施了全面和严格的监管。英国现有对公立医院医疗服务的监管由政府监管和非政府监管两个体系组成，以政府监管为主，主要集中对医院医疗业务和财务方面进行监督与约束，其公立医院医疗服务监管体系如图 7.1 所示。

（二）公立医院医疗服务的考核制度

英国国家健康委员会（Healthcare Commission，HCC）的主要职责是监管各类医疗机构。HCC 从 1995 年起通过年检（Annual Check）制度对医疗机构的绩效做评级和跟踪，并公开发表调查结果，接受公众监督。

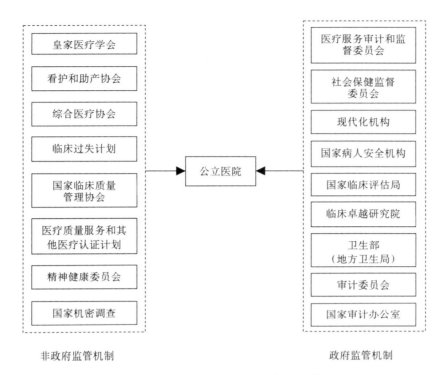

非政府监管机制　　　　　　　　　　　　　　政府监管机制

图7.1　英国 NHS 医疗服务监管机构体系

依照《2008 年健康和社会保障法案》（Health and Social Care Act 2008），"质量保障委员会"（Care Quality Commission，CQC）从 2009 年 4 月起取代了 HCC、"社会保障检查委员会"（Commission for Social Care Inspection，CSCI）以及"精神健康法案委员会"（Mental Health Act Commission，MHAC）。CQC 的主要职责是管制 NHS、地方管理局、私人公司或志愿者组织提供的健康和成人社会保障服务，并且根据《精神健康法案》保护病人的权利。从 2009 年 4 月起到 2010 年 4 月，所有 NHS 医院、NHS 血液与器官移植管理局及其他任何形式的健康服务提供者被强制要求在 CQC 进行登记。而 2010 年 4 月以后，所有卫生和社会保障服务的提供者都必须在 CQC 登记，否则不允许行医。CQC 可以对违反法规的机构公开警告、处以罚款、记录在案或暂时取消资格，若情节严重，有权彻底取消其行医资格，并将相关责任人送上法庭。CQC 将其工作年报通过网站予以公布，以保障公众的知情权。

1. HCC 对公立医院的年度考核

HCC 对公立医院的年度考核主要考核两项内容：一是服务质量；二是财务管理。前者又分核心指标、现有国家目标及新国家目标。核心指标是硬性指标，包括 7 个领域，几乎涉及医疗的所有内容。2008 年 HCC 发布了公立医院考核的主要内容：安全性；临床质量；患者与公众的感受——包括尊严与医疗的可及性；健康与福利——包括减少健康不平等；儿童健康与医疗服务（见表7.1）。

表7.1　英国国家健康委员会（HCC）对公立医院年度考核的核心指标和全国目标

核心指标	全国目标（现有/新）
1. 安全性（Safety） 2. 临床与成本有效性（Clinical and Cost Effectiveness） 3. 治理（Governance） 4. 以病人为中心（Patient Focus） 5. 可及和反应及时的治疗（Accessible and Responsive） 6. 医疗环境与设施（Care Environment and Amenities） 7. 公共健康（Public Health）	1. 健康与福利（Health and Well – being of the Population） 2. 医疗服务可及性（Access to Services） 3. 病人/用户感受（Patient/User Experience） 4. 长期护理条件（Long – term Condition）

资料来源：李玲、江宇等：《中国公立医院改革——问题、对策和出路》，社会科学文献出版社2012年版，247页。

2. HHC 和 Monitor 对基层医疗机构的考核

根据2012年修订通过的《健康与社会保障法案》（Health and Social Care Act），NHS 成立了基金信托机构（Foundation Trusts，FT），是分权化改革的重要内容之一。它使一部分良性运营的医院可以以合作社或者共同基金的形式高度自治，从而更好地为社区服务。FT 按当地居民人口确定，由地方管理者、职员和公共成员管理，拥有更大的财政支持和自由性。

FT 采取会员制，会员则由病人、社区居民和机构员工组成，管理委员会（Board of Governors）从会员中选举产生。第一家急救 FT（Acute FT）于2004年成立，第一家精神病医疗 FT（Mental FT）于2006年成立。到2008年，英格兰共成立了112家FT，共有会员1 200万人（约占英国人口的一半），约43%的急救医疗机构和52%的精神病医疗机构都属于FT。

对于 FT 的监管考核，一方面 FT 仍接受国家健康委员会（HHC）对遵守医疗标准/目标的监管，另一方面也要接受 Monitor 对于其是否遵守授权条款的监管。Monitor根据 FT 提交的年度计划对其进行风险评估，结果在官网进行公布，一旦发现 FT 没有按照年度计划进行，Monitor 将会及时对其重新排序。评估主要围绕财政（Finance）、治理（Governance）、必须提供的服务（Mandatory Services）三方面进行（见表7.2）。

表 7.2 英国基层医疗机构的考核指标

考核指标	具体内容
财政（Finance）	计划完成
	潜在绩效
	财政效率
	流动性
治理（Governance）	遵守章程
	会员显著提高
	合适的董事会角色与结构
	服务质量
	医疗质量
	其他风险管理过程
	其他 NHS 与地方的合作
必须提供的服务（Mandatory Services）	义务服务的变化
	受保护资产处置

3. HCC 对公立医院新的考核体系

2009 年后，NHS 开始改革公立医院的监管体制，同时加强 HCC 对公立医院医疗服务考核体系的建设。如图 7.2 所示，NHS 建立了对各级医疗机构新的考核框架，明确了各方的角色与责任。其主要特色是：利用信息来确定医院运行绩效的级别，以为患者选择医院提供更多信息；通过委托与契约关系，利用初级保健医生的代理人身份让医疗机构更加注重责任；发挥地区经理的作用，协调地区医疗服务，同时加强对初级保健医生的管理；发挥 CQC 对医疗质量与病人安全的监督。

另外，HCC 也在不断完善各类型公立医院医疗服务的考核指标，从健康预防、疾病诊治、医疗服务可及性、员工满意度等方面对初级护理医疗机构、急症与专科医院、急救医院和精神健康医院等进行了精细化规定，每项考核指标都进行了量化与严格考量，实现科学监管。

（三）英国的药品价格管理机制

在英国，药品支出占 NHS 总支出的 12% 以上，按金额计算，品牌药和非专利药比例约为 7:3；按数量计算，该比例约为 4:6。英国通过两个计划来控制药品价格：一是药品价格监管计划（Pharmaceutical Price Regulation Scheme，PPRS），通过控制药品生产企业的利润，来控制向 NHS 体系供应的品牌处方药价格；二是社区药店合同框架（Community Pharmacy Framework），通过一组仿制药的价格调整大约 500 种药品的补偿价，以此来控制药品的利润空间，任何高于合同框架的利润都将拿掉。

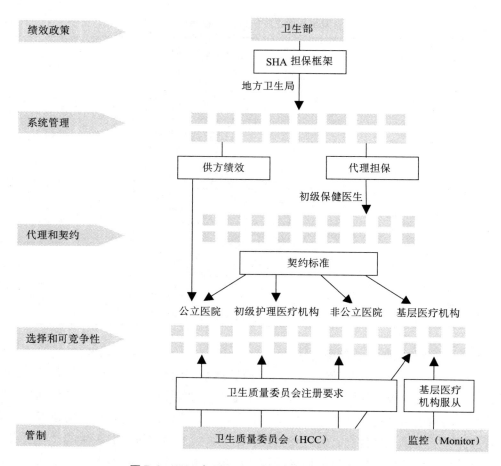

图7.2 2009年后NHS对医疗机构的考核框架

资料来源：李玲、江宇等：《中国公立医院改革——问题、对策和出路》，社会科学文献出版社2012年版，255页。

真正发挥药品价格控制作用的政策手段是英国国家健康和诊疗卓越研究所（National Institute for Health and Care Excellence，NICE）对新上市药品的成本—效益评估。名义上，制药企业可以对专利药自由定价，但NICE以"质量调整生命年"为主要指标进行成本—效益评估，其结果直接决定新药能否获得进入NHS的推荐，因此制药企业必须考虑由于定价过高而得不到NICE正面评价的可能性后果。同时，为进一步降低NHS药品支出，英国从2009年开始实行病人享用方案（Patient Access Scheme，PAS），NICE在评估过程中，可以和企业沟通，如果企业能够提供价格折扣、费用分担、免费疗程等优惠，则在成本—效益评估中予以推荐考虑。

四、可支付性：增长率与补偿机制

（一）英国医疗费用增长

2014 年，英国卫生总支出 1 537.8 亿英镑，比 2013 年度增长 2.1%，占 GDP 比重为 9.12%，略低于 OECD 国家的平均水平。在医疗支出中，政府医疗支出为 1 278.57 亿英镑，比 2013 年度增长 1.89%，占医疗支出比重为 83.14%；个人医疗支出 259.23 亿英镑，比 2013 年度增长 3.13%，占医疗总支出比重为 16.86%，私人保险占个人医疗支出的比重为 20.41%。从 2006～2014 年的趋势来看，医疗总支出占 GDP 比重较为稳定，年均占比为 9.13%，但 2012 年以后，有下降趋势；政府医疗支出占医疗总支出的年均占比为 82.58%，近年来比重较为稳定；个人医疗支出占医疗总支出的年均占比为 17.42%，呈下降趋势，见表 7.3。

表 7.3　　　　　　　　　　英国各项医疗费用支出情况

	2006 年	2007 年	2008 年	2009 年	2010 年	2011 年	2012 年	2013 年	2014 年
医疗总支出占 GDP 比重（%）	8.36	8.42	8.85	9.81	9.51	9.34	9.41	9.34	9.12
政府医疗支出占医疗总支出比重（%）	81.63	80.73	81.58	83.21	83.53	83.15	82.91	83.31	83.14
个人医疗支出占医疗总支出比重（%）	18.37	19.27	18.42	16.79	16.47	16.85	17.09	16.69	16.86
政府医疗支出占政府总支出比重（%）	15.66	15.69	15.34	16.05	15.93	16.20	16.21	16.52	16.52
个人医疗现金支出占医疗总支出比重（%）	9.85	10.01	8.98	8.85	9.61	9.30	9.46	9.55	9.73
个人医疗现金支出占私人医疗总支出比重（%）	53.63	51.96	48.73	52.74	58.39	55.21	55.38	57.19	57.74
私人保险占个人医疗支出比重（%）	14.85	17.71	18.28	18.12	18.69	20.40	21.15	20.24	20.41
医疗总支出（百万英镑）	112 861	120 173	129 406	139 042	141 238	13 530	146 660	150 623	153 780

续表

	2006 年	2007 年	2008 年	2009 年	2010 年	2011 年	2012 年	2013 年	2014 年
政府医疗支出（百万英镑）	92 124	97 018	105 564	115 698	117 983	119 349	121 597	125 486	127 857
个人医疗支出（百万英镑）	20 737	23 155	23 843	23 345	23 255	24 180	25 062	25 138	25 923

资料来源：WHO，http：//apps. who. int/nha/database。

2006～2014 年，英国医疗总支出年均增长率为 3.97%，政府医疗支出年均增长率为 3.99%，个人医疗支出年均增长率为 2.9%。如图 7.3 所示，2010 年以后，医疗总支出增长率、政府医疗支出增长率和个人医疗支出增长率与 GDP 增长率趋近，到了 2014 年，医疗总支出增长率和政府医疗支出增长率低于 GDP 增长率，但是近年来，个人医疗支出增长率有加快趋势。

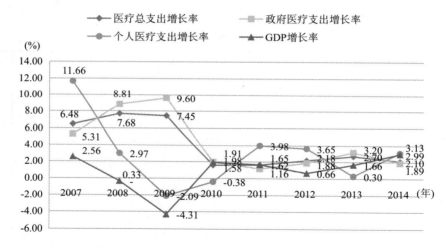

图 7.3 英国医疗总支出增长率、政府医疗支出增长率和个人医疗支出增长率

（二）NHS 筹资

NHS 的筹资来源主要有两部分，一般税收和国民保险缴费，二者的比例分别为 75% 和 20% 左右。个人付费部分和其他收入渠道大约占 3% 左右，还有部分收入来自海外患者等。2012～2013 年度（2012 年 4 月 1 日到 2013 年 3 月 31 日）的国民保险缴费为 181 亿镑。

一般税收和国民保险缴费具体多大规模用于 NHS，须由财政部和卫生部进行经费评估、协商后确定，但财政部给卫生部的拨款数额不受国民保险缴费规模影响。2012～2013 年，英国政府对 NHS 的财政预算支出为 1 054.75 亿镑，实际财政支出为 1 039.48 亿镑。从具体支出结构来看，大多数拨款流向了初级卫生保健信托机构，其中大部分资金又用于购买二级医疗保健服务。2012～2013 年英国 NHS 财政支出结构中，PCT/SHA 支出 988.29 亿镑，提供者 -4.33 亿镑（其中，NHS 信托机构 -1.06 亿镑，基金信托机构 -5.1 亿镑，财政部预算调整 1.82 亿镑），公平机构 9.13 亿镑，中央部门 46.39 亿镑。

（三）英国患者个人自付

英国居民享受的 NHS 医疗服务绝大多数免费，但有些服务并未覆盖，这些服务须由患者自付或通过私人医疗保险支付，而有些服务 NHS 虽然有覆盖，但仍需患者自付一部分。NHS 体系尚未覆盖的服务主要包括 NHS 机构提供的私人服务、非处方药、眼科服务及社会保健，需要患者共付的医疗服务主要是处方费和牙科服务。患者支出中，非处方药支出占比最大，为 41%，NHS 服务收费为 13%。英国患者个人付费主要情况如表 7.4 所示。

表 7.4   英国患者个人自付状况

支付类型	医疗保健类型	保护机制
直接支付	私营医院和诊所或 NHS 机构提供的私人医疗服务	私人医疗保险
	眼科服务	部分人群免费或减少费用
	社会保健	免费、减少费用、私营长期护理保险政策
	非处方药	无
共付（每一处方统一收费）	NHS 处方	部分人群免费、降低费用
共付（分三种情况收费）	NHS 牙科服务	免费；设定最高收费

但付费项目有相应的保护机制，以减少患者负担。一方面，处方费是定额负担，政府根据情况进行修改，从 2013 年 4 月 1 日开始，每个处方的处方费由原来的 7.65 英镑上调到 7.85 英镑。许多人群可以免除处方费，如 60 岁及以上、16 岁以下、16～18 岁的但在接受全职教育、孕妇、住院患者及拥有医疗免费证书的人群。因此，大约 90% 的处方是免费的。另一方面，从人群来看，英国对部分人群有保护机制，如 60 岁及以上老人可以享受到的免费服务包括 NHS 牙科服务、处方、视力检查、接受 NHS 服务所需的交通补助等。

另外，部分企业或高收入人群购买私人医疗保险，由私人保险公司埋单其医疗费用，享有私人医疗保险的人口比重在 10%～20%。

（四）NHS 付费制度

1. 对二级保健服务的支付

2003 年前，大多数医院服务通过总额预算方式进行支付。初级卫生保健信托机构与医院签订合同，支付议定的金额，购买确定数量的服务。在这种支付制度下，医院的服务价格通常是在地区层次进行协商，医院只要提供了一定数量的服务，就能得到固定金额的报酬，而医院服务的实际效果如何并不影响医院的收入。

2002 年，政府承诺对 NHS 体系加大投资，并重新引入了类似市场机制的支付方式以改善患者的选择权，其中就包括 2003～2004 年开始实行的"按结果付费"（Payment by Result）。这种支付制度的基础和思路是：英国从 1986 年开始进行病例分组研究，形成了卫生保健资源分类法（Healthcare Resource Groups，HRGs），将患者每次疾病发作从入院到出院按照 HRGs 进行分类，每组类似疾病发作对应一个 HRG 编码（目前超过 1 300 种），政府基此建立医院服务活动的全国价目表，对同一组内的诊疗活动确定一个标准价格。全国价目表建立后，各地医院的所有服务活动都适用统一价格。初级卫生保健信托机构与医院协商，只需确定服务数量，而无须确定价格。全国价目表根据"市场力量因素"（Market Force Factor，MFF）调整，以反映地区成本差异，包括工资的地区差别及其他服务成本差别。

目前，英国差不多三分之二的医院服务是通过国家价目表基于医疗服务活动支付（Activity–Based Payment），即实行按结果付费。2011～2012 年按结果付费的金额达到 290 亿镑，占二级医院保健服务支出的 40%，覆盖了 1 家中等医院 60% 左右的医疗业务。除了医院服务外，其余的二级医疗保健服务主要按总额预算支付，包括 90% 的社区服务费用和三分之二的精神医疗保健费用。

2. 对初级保健服务的支付

全科医生以独立合约人的身份为 NHS 体系提供服务，不领取工资，而是按照合同要求提供规定的服务，以此获得相应报酬。目前，英国的全科医生合同有四类，其中最主要的两类是：

第一类通过医药服务合同（General Medical Service Contract）。这是在国家层次协商的合同，由初级卫生保健信托机构和全科医生个人签订，目前约覆盖 50% 的全科医生。NHS 主要依据"成本加成"原则对全科医生进行报酬支付，即报酬既包括提供一般医药服务所需的成本费用，也包括全科医生从事该项服务的净收入。

第二类是个人医药服务合同。这是在地方层次协商的合同，目前约覆盖 45% 的全科医生。这类合同主要是为解决有些地方医生太少的问题。全科医生开业者能够与初级卫生保健信托机构进行更加灵活的协商，签订地方合同，以提供特定质量的服务，满足当地人口需要。

第二节　美国商业保险合格计划的体制机制

美国医疗保障体系由政府主导的社会医疗保险计划和雇主主导的商业健康保险计划组成，即老遗残与企业雇员分体的双轨制。至今，美国医疗保险制度没有实现全民覆盖，政府对于居民医疗保障责任主要体现为"保两头"。

一、医疗保障制度及体制机制

1965年，约翰逊国会通过了《社会保障法》修正案，设立老残医疗照顾计划（Medicare）、低收入人群的医疗补助计划（Medicaid）。同年，总统签署成为法律，也即社会医疗保险部分，覆盖对象为老人、儿童、残疾、贫困等群体。对于"中间"部分则交由商业医疗保险负责，或由企业纳入雇主健康福利计划，或者个人参加商业医疗保险。

（一）美国社会医疗保险

美国的社会医疗保障体系主要由军人医疗保障、职业伤害医疗保险、少数民族免费医疗、穷人医疗救助、老遗残医疗保险等组成（见图7.4）。雇主和雇员可以在一定额度的税前列支购买商业健康保险，人均接近1万美元/年。

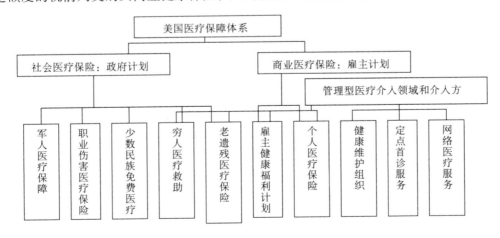

图7.4　美国医疗保障体系结构

资料来源：杨燕绥、岳公正、杨丹：《医疗服务治理结构和运行机制——走进社会化管理型医疗》，中国劳动社会保障出版社2009年版，261页。

（二）商业保险合格计划

商业保险合格计划（Qualified Plan），即指政府与商业机构联合举办的福利计划。政府将依法规定该计划的覆盖范围、给付原则、管理成本等，商业机构为此享有减免税待遇和准公共项目的发动效果，大大降低了展业费用等成本，让利于参保人。

商业保险合格计划采用管理型医疗模式，其中最典型的包括健康维护组织（Health Maintenance Organization，HMO）、优先选择提供者组织（Preferred Provider Organization，PPO）和专有提供者组织（Exclusive Provider Organization，EPO）等。

最早产生的是健康维护组织（HMO），其功能包含经费管理和提供医疗服务，通过提供健康管理与调配医疗资源，将医疗经费出资者（保险公司）与医疗机构紧密地结合在一起，运用经济杠杆调整，控制患者、医院和医务人员。HMO 实行定点医师和医院制度，通常它不直接将费用给予私人门诊医生或是小团体的全科医生，而是通过联合组成的独立职业协会（Independent Drofession Associations，IPAs）进行管理和支付，通过建立网络体系（提供 HMO 合作的医师名单和医院名单），投保人需根据名单选择一名基础保健医师（Primary Care Physician，PCP），HMO 不支付投保人在体系外的医师或医院花费的非急诊费用。在 HMO 经营模式下，实行分级诊疗和转诊制度。投保人在就医时，首先要预约自己的基础保健医师 PCP，经诊断确认需要转诊的患者需要得到 PCP 开具转诊证明才能约看专科医师。如在专科医院治疗后病情好转，可转回社区医院恢复。根据美国医院协会（American Hospital Association，AHA）2014 年的统计表明，在其 5 723 家医院中大约有三分之二是社区医院，根据美国吸烟与健康委员会（National Council on Smoking and Health，NCSH）统计数据表明，社区医院的总就诊人次达 3 394 万人次，占就诊总人数的 95% 以上。社区医院作为"守门人"承担了医疗工作的大部分责任，使患者得到恰当治疗的同时，也有效地节约了医疗资源。

专栏7.1

凯撒医疗集团的医疗服务模式

凯撒医疗集团是一家集医疗保险和医疗服务于一体，参保方通过总额预付的方式将资金交给凯撒医疗集团而成为会员。会员按照所购买保险的不同等级享受不同的医疗保健服务。凯撒医疗集团共设有 35 个集医教研于一体的国家级医疗中心，主要从事疑难杂重病的诊治。医疗中心周围设有诊所，负责提供一般疾病的诊治。边远地区则采用派出护士的形式，向会员提供预防保健、医疗和健康管理等综合性服务。凯撒医疗集团的宗旨是让美国居民享受到优质、便宜的医疗服务。其特点为"保险公司＋医院＋诊所＋药房＋医生＋信息"。目前，其分支机构分布在美国 17 个州，有医学中心 38 个，医学办公室 620 间。2014 年收入达到 564 亿美元，服务会员达到 1 010 万人。凯撒医疗集团的雇员包括 2 万名医生和 5 万名护士。在 2014 年，非营利的凯撒保险、凯撒医院的营业收入为 564 亿美元，净收入为 27 亿美元。

在美国医保制度的覆盖率方面，据美国人口调查 2013 年的报告显示（Current Population Survey 2013）：2013 年美国大约有 27 144 万人参加保险，占总人口的 86.61%，还有约 4 195 万人没有参加任何形式的保险。在参加保险的人数中，有约 20 106 万人参加私人保险，约占总人口的 64.16%，占总参保人数的 74.07%；有 10 758 万人参加政府保险计划，约占总人口的 34.33%，占总参保人数的 39.63%；还有约 1 067 万人同时参加私人保险和医疗救助，约 2 353 万人同时参加医疗保障和私人保险，约 512 万人同时参加医疗救助和医疗保障[①]。如此可见，美国医保制度未能实现全民覆盖。

为了扩大医保的覆盖范围，前总统奥巴马实施了新一轮全民医保改革方案，对投保人实行强制投保，对保险公司而言则是不得拒保。美国法律规定，从 2014 年开始，符合条件的每名美国公民和家庭必须投保，否则将被处以罚款。孩子可以用父母的保险，直到 26 岁。2014 年，罚款为家庭每个成年人 95 美元或家庭收入 1% 这二者间的较大值；2015 年为 325 美元或收入的 2%；2016 年为 695 美元或收入的 2.5%；儿童人口支付一半罚款，但每个家庭的总罚款不超过 2 085 美元。对于最低保费支出已超过收入 8% 的人群，可以不交罚款。而雇主则被要求从 2016 年开始为员工上保险。全职雇员（每周工作时间在 30 小时以上）人数在 50 至 99 人的中小型企业必须为员工购买医保。拥有 100 名以上全职雇员的企业在 2015 年之前须为 70% 的全职雇员购买医保，在 2016 年这一比例需达到 95%，否则将处以罚款。法案限制保费定价，保费只能根据家庭结构、地域、精算价值、是否吸烟、是否参加医疗促进项目和年龄有所不同；对保险公司基于年龄和健康习惯实施的区别定价幅度加以限制，老人的费率不得超出年轻人费率的 3 倍，吸烟者费率不得超出不吸烟者费率的 1.5 倍。保险公司的保费调高 10% 及以上时，需要公开证明其合理性。为帮助中低收入人群购买保险，从 2014 年开始，美国政府还对收入在联邦贫困线水平 133%～400% 之间的个人和家庭提供保费补贴，补贴按保费占收入的一定比例确定。对低收入小型团体进行保费退税补助。此外，美国还成立医保交易所，为那些被排除在政府医保计划之外又不能获得雇主保险计划的人建立医保交易所，以方便个人和中小企业购买医疗保险，减少交易成本。

---

① 数据来源：美国人口调查报告 2013 年《Current Population Survey 2013》。

二、可及性：医疗资源配置

2014 年，全美境内共有医院 5 627 所医院，其中公立医院有 1 424 所，占比 25%；私立非营利医院有 2 988 所，占比 53%；私立营利医院有 1 215 所，占比 22%。全美拥有床位总数为 902 202 张，拥有医生 820 251 名，每千人拥有医生数为 2.57 名，每千人拥有床位数为 2.5 张，平均住院日为 7.2 天（OECD，2015）。

美国公立医院的主要功能是确保老年人、残疾人、低收入和无医保人员的医疗服务，满足这部分人的医疗需求，以弥补医疗卫生服务的不可及性和不公平性。除了退伍军人医院及特殊的公立医院（如联邦政府所属的一家专门负责新医疗技术和药品临床实验的医院）之外，美国绝大多数公立医院的日常运营经费均来自于医保机构的支付。公立医院最主要的医保支付来自美国联邦政府管理的老年和残障医疗保险（Medicare）、联邦政府与州政府联合管理的贫困者医疗救助（Medicaid）、州政府管理的儿童医疗保险（State Children's Health Insurance Program，SCHIP）。公立医院也为私立医院的参保者提供服务。政府财政补贴所占的比重在不同的公立医院之间有很大的差异，这主要取决于公立医院服务于无保险也不付费患者的比重。美国公立医院的资本投入有可能获得联邦政府、州政府和地方政府的财政补助①。

作为私立医院保险的参保者，绝大多数患者看病选择私立医疗机构，虽然费用比公立医院高得多，但其质量、服务水平、等候时间、就医感受等一般而言都优于公立医院。营利性医院的收入可以划拨股东分红，医院运行过程中以营利为目标，开展各项活动，但需上缴高额的税收。非营利性医院收支需大致平衡，盈利返还医院，向医院理事会负责，但可享受税收优惠，如企业所得税和财产税的豁免等。同时，非营利性医院需要为患者提供至少占其净收益 5% 的免费服务和社区福利，还需要提供收益较低的医疗服务项目，公立医院均属于非营利性医疗机构，其中私立医疗机构中 85% 左右是非营利性机构。

在医疗管理方面，美国医疗卫生管理机构分为联邦、州（市）及县三级，联邦职能较弱，而地方部门权力较大。由联邦卫生和人类服务部主管医疗卫生，其主要职责是分配卫生经费给地方卫生机构、协调与提供特定人群的医疗服务、指导管理和协调全国医疗卫生工作。其直属机构包括疾病控制中心（Center for Diseace Control，CDC）、食品药品管理局（Food and Drug Administration，FDA）、卫生资源与服务中心（Health Resources and Service Administration，HRSA）、国立卫生研究院（National Insti-

---

① 顾昕、潘捷："公立医院中的政府投入政策：美国经验对中国医改的启示"，《学习与探索》，2012（2）：101～106 页。

tutes of Health，NIH）、医疗保险和医疗救助服务中心（Centers for Medicare and Medi-caid Services，CMS）（见图7.5）。医疗卫生管理的主要权力集中在州，各州都有卫生立法权、政策制定权、机构审批权和具体工作管理权。各州与联邦卫生和人类服务部是协作关系，负责本州居民的基本卫生、安全和福利事务，其基本职责是控制流行病、管理环境卫生、妇幼卫生、卫生教育、公共卫生和人口统计及疾病报告。州以下大多数按行政区设立相应的卫生行政机构。

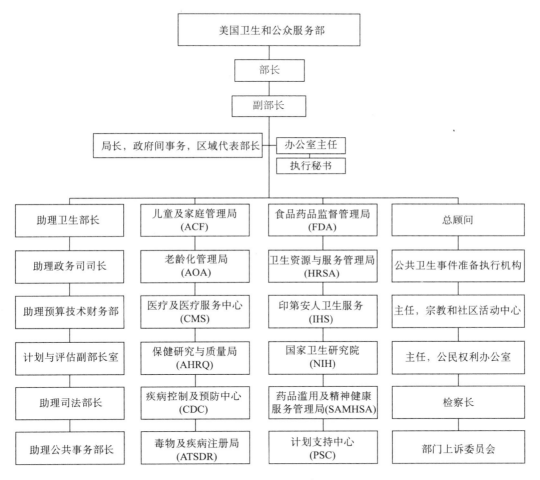

图7.5　美国医疗服务体系架构

三、安全性：评价标准和监管机制

（一）美国医疗器械监管机构

美国的医疗器械监督和管理机构包括美国商务部、美国食品和药物管理局

（FDA）和美国医疗卫生工业制造商协会，三个部门在各自的职能范围内工作，互相配合。根据《联邦食品、药品和化妆品法》，医疗器械监管的主要机构是 FDA。在监管医疗器械时，FDA 也常与美国职业卫生与安全署、美国海关及美国核能管理委员会等机构协调合作。在 FDA 内部，医疗器械和辐射卫生中心（CDRH, Center of Device Radiation Healthcare）负责医疗器械的监管工作，CDRH 的主要职能包括：制订和执行国家计划来确保医疗器械的安全、有效和标签的真实性；审查和评价医疗器械上市前批准的申请、产品发展协议、研究用器械豁免的豁免请求和上市前通知；制定、发布和强制执行医疗器械标准和质量体系规范；参与有关促进美国与其他国家医疗器械贸易法规协议的制定。现场检查由 FDA 法规办公室负责执行。CDRH 和法规办公室在各自的职责范围内相互合作，确保美国国产和进口医疗器械的安全、有效和标签真实性。

美国是最早提出对医疗器械进行分类管理的国家。根据《美国联邦法规法典》21CFR862 - 892，美国医疗器械共分为 16 大类 1 700 多种。根据确保医疗器械安全性、有效性相关控制求，将医疗器械分为 I、II、III 三类。

I 类指危险性小或基本无危险性的产品，如医用手套、压舌板、温度计等。这类产品约占全部医疗器械的 46%。

II 类指具有一定危险性的产品，例如心电图仪，超声诊断仪、输血、输液器具、呼吸器等。这类产品约占全部医疗器械品种的 47%。根据风险程度的高低，II 类产品又细分为 IIa 类和 IIb 类。

III 类指具有较大危险性或用于支持、维护生命的产品，例如人工心脏瓣膜、心脏起搏器、人工晶体等。

（二）美国联邦医院联盟

美国的医疗机构由各州管理，但有一个全美的行业组织——联邦医院联盟，该联盟由美国各医疗机构选举产生，属于非官方组织。医院联盟聘请各方面的专家，制定各类医疗机构的标准并进行认证。医院得到认证后还要受州政府管理。医院得到联盟认证并得到州认可后，才会得到联邦政府、各州、郡的保险计划及保险公司的费用支付，及联邦政府和州政府的拨款支持。没有通过认证的医疗机构，几乎不能生存。所以，医疗机构都争取得到认证，通过优质服务及较低价格吸引更多人就医。

（三）美国医师协会

美国各州都有医师协会，属于非官方组织。美国的医科学生取得学位后不能直接行医，要通过医师协会考试，取得医师协会颁发的执业资格证后才能正式行医。执业信息在协会登记，有效期为两年。在此期间，是否接受教育，有无医疗事故，执业道德如何等，都将成为以后是否还能得到执业资质的基本条件。在各州获得的执业资质只能在本州内行医。有 5 个州规定，一定要在本州获得执业资质，在其他 45 个州行医要向该州医师协会申请，但也需要通过该州法律法规考试。医生可申请在多个医院执业。上述所有情况在医师协会都有记载，并通过官方网站披露。

（四）美国药品价格的医保约束

美国药品实行市场定价机制，但也通过医疗保险制度对药品价格形成约束。

第一，公办保险机构对药品价格的约束。Medicaid 有一条"最大允许成本规则"，要求与 Medicaid 签约的医生所开处方的药品价格不得高于市场流通的同类药品的最低价格，而这个"最低价格"都是过了药品专利期后在仿制药竞争下形成的价格。Medicare 规定，任何与其签约的品牌药销售商的药品价格必须满足两个条件：一是折扣率不得低于其所公布批发价格的 15.1%；二是以低于这个折扣的药品价格进行销售，Medicare 将自动适用那个更低的折扣价格。

第二，私人保险机构对药品价格的约束。HMO 下辖的医疗机构制定了用仿制药替代品牌药的规则，对于门诊用药，HMO 设计出一套激励措施，引导消费者选择价位低的仿药，即累退性质的消费者药品共付制度：消费者如果选择仿制药，就会享受最为低廉的药品费用共付率，品牌药的共付率要高于仿制药的共付率，而专利药的共付率最高。PBMs（药品利益管理组织）制定了针对药房的抑制药价措施，为药房设计出一套销售激励方案：在允许情况下，药房销售仿制药得到的边际收益要高于其销售专利药的边际收益。除了鼓励大量使用仿制药外，HMO 和 PBMs 也会针对专利药生产商进行积极的价格谈判。如果生产商报价不够低廉，其产品会被排除在承保目录之外，或者纳入承保目录但将该产品排在目录中较劣位置。

（五）综合医院医疗质量评价体系

美国对综合医院医疗质量采用卫生保健研究和质量机构（Agency for Healthcare Research and Quality，AHRQ）的医疗质量评价体系[1]。AHRQ 医疗质量评价体系指标参照国际疾病分类（ICD-9-CM），对疾病、手术、操作等进行定义，以有效性、精确度、敏感度、适用性及是否有助于医疗质量改进等作为纳入标准，并提交至国家质量论坛（National Quality Forum，NQF）进行审核。通过 NQF 审核的指标，根据质量数据模型（Quality Data Model，QDM）等进行电子化处理，纳入 NQF 质量指标库，供医疗卫生服务提供者参考。在具体应用中，使用 AHRQ 质量管理分析软件计算权重，并通过疾病诊断相关组（DRGs）、年龄、性别等对指标进行风险调整，以便在不

---

[1] 纪颖、薛迪："美国 AHRQ 医疗质量评价体系介绍"，《中国卫生质量管理》，2015（9）：110~114 页。

同医疗卫生机构之间进行比较评价①②。AHRQ 包括 4 个质量指标子系统，分别为预防质量指标（Prevention Quality Indicators，PQIs）、住院质量指标（Inpatient Quality Indicators，IQIs）、患者安全指标（Patient Safety Indicators，PSIs）和儿童质量指标（Pediatric Quality Indicators，PDIs），每个质量指标子系统包括基础指标和综合评估指标。

AHRQ 不仅用于综合性医院的医疗质量改进，还用于卫生服务评价、政府报告、费用支付等方面。AHRQ 每年出版国家医疗保健质量报告（National Healthcare Quality Report，NHQR）和国家医疗保健差异报告（National Healthcare Disparities Report，NHDR），报告运用 AHRQ 医疗质量评价体系和其他评估手段，从卫生保健有效性、患者安全、护理及时性、以病人为中心、卫生保健效益五个方面测度美国的医疗保健状况。美国医疗保险与医疗救助中心（Centers for Medicare and Medicaid Services，CMS）采纳部分 AHRQ 医疗质量评价指标，用于"按医院质量支付的试点项目"，对提供优质医疗服务的医院给予奖励。

四、可支付性：增长率与补偿机制

（一）美国医疗费用来源

在医疗费用方面，美国医疗卫生服务的费用来源主要分为三种：由雇员和雇主共同分担的商业保险合格计划；由联邦政府和州政府通过税收支持的 Medicare 和 Medicaid；个人自付的医疗费用。

2015 年美国医疗费用达 32 056 亿美元，约占该年 GDP 的 17.8%。而这些费用约八成以上来源于医疗保险（其中，商业保险合格计划占 34.8%，社会医疗保险 Medicare 占 22.3%，政府福利性医疗保险 Medicaid 占 17.9%），个人自费金额约占 12.4%，另有 8.4% 来自于第三方付费项目。

（二）美国医疗费用增长

2014 年，美国医疗总支出为 2.99 万亿美元，同比 2013 年增长 5.38%，医疗总支出占 GDP 的比重为 17.14%，为世界各国之最。医疗总支出中，政府医疗支出达

①　National Quality Forum. Webinar：Quality Data Model Version 2011 ［EB/OL］. 2011 - 05 - 06，http：www. qudlityforum. org/Events/Education_ Programs/Virtual_ Eduction_ Programs/Webinar_ Quality_ Data_ Model_ Version_ 2011. aspx.

②　Agency for Healthcare Research andQuality. AHRQ Quality Indicators Software ［EB/OL］. http：www. quality-indicators. ahrq. gov/Software/Default. aspx.

1.44 万亿美元，增长 6.9%，占医疗总支出比重为 48.3%；个人医疗支出达 1.54 万亿美元，增长 3.99%，占医疗总支出比重为 51.7%，私人保险占个人医疗支出的 64.2%，美国个人医疗费用的负担压力大。2006～2014 年间，医疗总支出年均实际增长率为 4.32%，政府医疗支出年均实际增长率为 5.26%，个人医疗支出年均实际增长率为 3.12%（见表 7.5）。

表7.5   美国各项医疗费用增长情况

	2006 年	2007 年	2008 年	2009 年	2010 年	2011 年	2012 年	2013 年	2014 年
医疗总支出占 GDP 的比重（%）	15.27	15.57	16.02	17.00	17.02	17.06	17.02	16.90	17.14
政府医疗支出占医疗总支出比重（%）	45.07	45.07	45.98	47.15	47.48	47.34	47.26	47.61	48.30
个人医疗支出占医疗总支出比重（%）	54.93	54.93	54.02	52.85	52.52	52.66	52.74	52.39	51.70
政府医疗支出占政府总支出比重（%）	19.04	19.01	18.92	18.68	18.97	19.46	20.08	20.78	21.29
个人医疗现金支出占医疗总支出比重（%）	12.93	12.89	12.54	12.02	11.76	11.70	11.59	11.49	11.05
个人医疗现金支出占私人医疗支出比重（%）	23.55	23.47	23.22	22.74	22.39	22.22	21.97	21.93	21.37
私人保险占个人医疗支出的比重（%）	63.46	62.73	63.17	64.28	64.54	64.75	64.39	63.94	64.20
医疗总支出（百万美元）	2 115 800	2 253 595	2 358 301	2 451 062	2 546 451	2 646 913	2 750 543	2 833 419	2 985 748
政府医疗支出（百万美元）	953 636	1 015 803	1 084 448	1 155 597	1 209 089	1 252 937	1 299 899	1 348 991	1 442 035
个人医疗支出（百万美元）	1 162 164	1 237 792	1 273 854	1 295 465	1 337 362	1 393 976	1 450 643	1 484 428	1 543 713

资料来源：WHO，http：//apps.who.int/nha/database。

美国各项医疗费用增长率与同年度 GDP 增长率相比（见图 7.6），2007～2014 年，医疗总支出、政府医疗支出和个人医疗支出的增长率均高于 GDP 增长率。

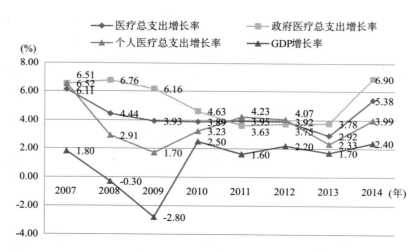

图7.6 美国医疗总支出增长率、政府医疗支出增长率与个人医疗支出增长率

（三）商业保险合格计划的补偿水平

商业保险合格计划在补偿水平方面免赔额高，能降低患者需要支付的医疗费用，在减轻患者的医疗费用负担方面发挥了重要作用。

以优选医疗机构保险（PPO）和专有提供者组织（EPO）为例来阐述对患者的偿付水平（见表7.6）。PPO保险公司通过与医疗机构谈判获得优惠价格，向其会员提供更便宜的医疗保险。PPO向会员提供一份优选医疗机构名单，会员可以从名单上选择医生和诊所。当患者在网络内的医疗机构就诊时，可以得到会员的优惠折扣价，保险公司将支付大部分的医疗费用。PPO会员也可以选择网络外的医疗机构，但不能获得医疗服务优惠折扣。这种情况下个人自费的比例比较高，参加PPO保险计划有更多选择医生和医院的权利，投保人不需要指定基础保健医生，看专科医生也不需要通过基础保健医生转诊，但保险费通常比HMO更高。

EPO要求会员必须在保险公司指定的医疗服务网内就医。保险不报销会员在其指定服务网之外的就医费用。虽然特殊情况下有些EPO保险可能会对紧急急诊根据具体的情况报销，但并无保障。参加EPO保险计划后，一般不需要指定的基础保健医生，看专科医生时可以不经过转诊。EPO保险计划的保险费和病人自己分担的医疗费用（自付、共同保险等）都比较低，是比较便宜的一种保险计划。但其医疗服务网络比较小，只报销在医疗服务网内的医疗费用，不报销在服务网外产生的医疗费用。

表7.6 美国某企业员工EPO和PPO计划2015年的补偿标准表

医保项目	EPO 计划	PPO 计划	
	网络内	网络内	网络外
自付费用（美元）	20	20	免赔额 + 40% 共同保险

续表

医保项目	EPO 计划	PPO 计划	
	网络内	网络内	网络外
共同保险	10%	10%	40%
一般化验/X 光检查	共同保险 10%	共同保险 10%	免赔额 +40% 共同保险
MRI/CAT 扫描	免赔额 +10% 共同保险	免赔额 +10% 共同保险	免赔额 +40% 共同保险
住院护理/手术治疗	免赔额 +10% 共同保险	免赔额 +10% 共同保险	免赔额 +40% 共同保险
处方药	自付 10/25/50	自付 10/25/50	只限网络内
免赔额	个人 500 美元，家庭 1 250 美元	个人 500 美元，家庭 1 250 美元	个人 2 000 美元，家庭 5 000 美元
共同保险上限	个人 1 500 美元，家庭 3 750 美元	个人 1 500 美元，家庭 3 750 美元	个人 6 000 美元，家庭 15 000 美元
总自付额上限	个人 2 000 美元，家庭 5 000 美元	个人 2 000 美元，家庭 5 000 美元	个人 8 000 美元，家庭 20 000 美元

资料来源：黄国武："美国医保制度演进中大病风险化解机制研究"，《社会保障研究（京）》，2015（2）：143～153 页。

（四）医疗费用支付机制

美国对医疗费用主要实行预付费偿付制度（Prospective Payment System，PPS），医保机构按事先确定的标准预先支付给医疗机构一笔费用，医疗机构对实际花费自负盈亏。在传统的按项目付费中，医疗机构实际花费多少，都按照相应价格，由医保机构实报实销，医疗机构为了多盈利，会尽可能多开药、多检查，"过度医疗"。而在 PPS 中，主要有针对门诊服务的按人头付费和针对住院服务的 DRGs 两种。对前一种而言，医保机构根据签约医生服务的人数预先支付一笔固定费用，由签约医生为参保者提供或购买一切门诊服务，一般情况下不再额外收费，引导签约医生鼓励患者多体检、多运动、健康饮食等。这种形式下，制约力度强于按服务单元，一定程度上促进了管理和成本核算。

在 DRGs - PPS 偿付机制下，医保对医疗机构收治患者按所属"病组"一次性付费。这里的"病组"按诊断类别、严重程度、年龄性别、有无并发症等标准划分，每一类都对应特定的费用偿付标准。比如治疗一名男性某类癌症患者，医保机构会依据历年大数据，按该病组数年来的平均医疗费用作为固定偿付标准，提前将该病组的治疗费用定向支付给医院。如果收治医院的实际医疗费用超过了固定偿付标准，所超部分由收治医院自行承担，若有结余则成为收治医院的盈利收入。这种偿付机制一方面有助于控制医疗费用的不合理增长，另一方面也对医院的医疗行为有激励作用，促使医院优化治疗过程，提高医疗服务质量。

2009 年奥巴马签署《患者保护与平价医疗法案》后，美国开始实施按价值付费的医保付费方式，改革后的医疗评判体系更加重视服务的质量和服务结果。以价值为基础的报销政策，利用财务激励让医院更加重视医疗质量，减少由于医疗质量造成的费用和浪费。建立以医院价值为基础的购买计划，对提供高质量服务的医院进行奖励，同时减少对表现差的医院的资金支付。对于保险公司承办政府的医保优势计划推出"星级计划"，鼓励保险公司更好地关注医保成员健康状态，注重预防和服务。其中，五星是极好，四星是超过平均值，三星是平均值，二星是低于平均值，一星是较差。政府对于评级较高的保险计划，将给予额外奖励。

第三节　德国社会医疗保险的体制机制

1883 年，德国建立了全球第一个健康社会保险系统，并将资本主义经济和社会福利体制相结合，致力于向居民提供广泛而优质的福利和公共服务。一直以来，德国医疗卫生资源配置超过 OECD 国家平均水平，较好地体现了医疗服务的可及性、安全性、可支付性原则。

一、医疗保障制度及体制机制

1883 年，俾斯麦政府颁布《医疗保险法》，建立了国家主义法定医疗保险制度（Statutory Health Insurance，SHI），这是世界上的第一部社会保险法，标志着德国社会医疗保障制度的诞生。1885 年德国医疗保险法正式生效，蓝领工人必须购买该保险，随后该强制性社会医疗保险制度覆盖了德国绝大部分人口[1]。1919 年，德国将其境内 8 500 个社区疾病保险组织转为 292 个地方疾病保险基金，并建立农业工人疾病保险基金，其管理费占 5%，覆盖了 91% 以上人口。

尽管德国医疗卫生服务体系整体比较完善，但医保基金赤字、医院资金补偿不足、人口老龄化、人均期望寿命延长等问题持续向德国医疗卫生服务体系带来挑战。近年来德国持续不断地推行各项改革。2000 年以来，德国在 2004 年、2007 年、2011年、2012 年、2013 年进行了五次比较重大的医疗卫生体制改革。改革的基本目标包括：减少政府财政支出、增加医疗服务提供方的竞争、提高医疗服务质量与效率、增

① McKee M，Dubois C A. Health systems in transition in Central and Eastern Europe. J R Coll Physicians Edinb，2004，34（4）：305－312.

加医疗服务的公平性等①②。

由于 SHI 医保基金入不敷出，SHI 医疗保险费率不断增加，从 2001 年的 13.5%
上升到 2003 年的 14.3%，居民负担增大。除此之外，医疗卫生服务效率较低、病人
安全问题层出不穷，德国在 2004 年 1 月 1 日正式实施《SHI 医疗保险现代化改革法
案》。该法案提出的医改措施包括：通过减少 SHI 医疗保险覆盖项目，减少医疗成本
或转移医疗费用至患者；转移费用至制药产业，严格控制药品费用，禁止药物直接向
患者销售；设立联邦联合委员会，增强病人的个人权利与集体权利；重组较小地区的
SHI 医疗保险医生协会，要求所有医生协会配备全职管理经理。此次改革降低了德国
的医疗保险费率，使医疗保险费率从 2003 年的 14.3% 降了 2006 年的 13%，由此，
许多 SHI 疾病基金会开始扭亏为盈，医疗保险费用支出降低，成功维持医保基金正常
运转。

为了进一步缓解联邦政府的财政压力，德国开始了新一轮医改。2007 年 4 月 1
日实施的《SHI 医疗保险强化竞争法案》标志着新一轮医改的开始。2007 年医改通
过调整德国医疗卫生服务系统的结构，节省大量财政资金③。该法案提出的医改措施
包括：扩充 SHI 医疗保险服务项目目录，及时增加更多、更新的医疗服务项目至 SHI
医疗保险服务项目目录中，同时增加医疗服务形式满足不同人群的需要；设立"健
康基金"，疾病基金会统一收取医疗保险费，并最终汇总交至"健康基金"（中央再
分配池）进行二次分配；明确医疗保险的普遍义务，采用标准化保险费率收缴费用；
建立风险结构平衡机制，调整风险结构补偿方案，并建立了风险结构补偿机制；扩大
联邦联合委员会的监管职权，重点监管医疗卫生服务质量、专业的姑息门诊护理、公
共卫生预防等问题。

2007 年医改方案扩大联邦政府监管职权，强化中央调控力量。改革强调"效率"
和"公平"，成功减轻了联邦政府对疾病基金会的财政负担，增加了疾病基金会之间
的竞争，并保障了少数患有严重、慢性、疑难疾病患者的权利。

之前的改革并没有完全解决 SHI 医疗保险基金亏空的问题，为了解决这一财政亏
空问题，联邦政府经过激烈讨论，确定 2011 年医改方案，希望能够建立一个更加公
平、透明、高效、稳定的医疗保险体系。2011 年颁布了《药品市场改革法案》《SHI
医疗保险护理结构法案》，法案提到的医改措施包括：统一 SHI 医疗保险费率，不再
由联邦政府每年进行设定，而是统一为 15.5%（雇员承担 54%，雇主承担 46%）；

① 托马斯·格林格尔著，苏健译："德国医疗改革的范式转变及其影响"，《江海学刊》，2011（06）：21~27 页。
② 李滔、张帆："德国医疗卫生体制改革现状与启示"，《中国卫生经济》，2015（04）：92~96 页。
③ 托马斯·格林格尔、苏健："德国医疗改革的范式转变及其影响"，《江海学刊》，2011（06）：21~27页。

重新制定"附加保费"费率和收取规则；引入社会补贴资金；进一步强化不同疾病基金会之间的竞争；调整药品生产商对药品的折扣规定，规范新药的报销规定；调整医疗保险护理结构，改善全国范围内护理服务的供给结构，解决护理服务供给不足和供给过度的问题。2011年医疗改革是近10年来非常重要的一次改革，经过以前多次改革的铺垫，此次改革取得了较好的预期效果。

随着德国人口老龄化程度越来越严重，居民对长期护理的需求日益增加。2012年为应对日益增长的长期护理需求，联邦政府颁布了《长期护理重整法案》，旨在重新界定、巩固需求越来越大的长期护理保险。2012年的医改措施包括：转变护理观念，加强护理前的预防，调动家庭力量，鼓励家人提供护理；改善医疗保健制度，建立更加快速、透明的长期护理诊断程序机制；增加并完善SHI长期护理险的融资渠道；对提供长护服务的商业保险给予优惠政策等①。

长期护理保险的保费通过法律统一规定，由雇员和雇主各负担一半。退休人员只需支付保费的一半，另一半由其养老保险基金支付。如果申请人通过了受益资格审核，被确认为具有长期护理服务需求，需要进一步确认需要什么程度的护理，进而被划归为不同程度的受益级别。

另外，2012年医疗改革还推行了一系列维护病人安全权利的措施。例如，完善了医疗服务的风险管理与医疗事故报告体系，提高了医院的投诉管理水平，强化了病人在医疗事故处理中的程序性权利等。

2013年，默克尔第三次担任联邦政府总理，开始新一轮强化医疗改革之路。2013年的医改目标为：持续提高医疗卫生服务质量，加强偏远地区的医疗服务能力，健全全国医疗卫生服务网络体系等。2013年颁布的《病人权利法案》以法律形式保障病人权利。本次医改措施还包括：设立"医疗卫生服务质量与效率医师协会"，负责收集与分析相关医疗数据，发布相关建议；地区医师协会设立预约服务中心，方便居民就诊预约，并减少就诊等待时间；调整药品折扣率，进一步降低药品费用；扩大疾病基金会权利，可自由设置附加保险费率。

自2013年以来，德国颁布了一系列医改法案：2014年7月实施了《进一步发展SHI医疗保险基金结构与质量法案》，对医疗保险费率进行了调整；2015年1月起，保险费率调整为14.3%，取消了之前对雇员多收取的0.9%的保险费率，减轻居民负担，但是疾病基金会可以自行决定附加费率；2015年5月，公布了《卫生电子通信和应用法》（草案），即《电子医疗法》，加快推动电子信息技术在医疗卫生领域的运用②。

① 李滔、张帆："德国医疗卫生体制改革现状与启示"，《中国卫生经济》，2015（04）：92～96页。
② Lane R. Reinhard Busse：leader in Germany's health - system development. LANCET, 2017, 390（10097）：836.

二、可及性：医疗资源配置

德国政府与居民就医疗卫生服务体制达成了一个共识：所有居民都能平等地享有医疗卫生服务；高效合理分配医疗卫生服务资源；居民享有自主选择医院和医生的权利①。为了达到上述三个目标，联邦政府、州政府和地方政府共同建立了一套行之有效的医疗卫生服务体系（见图 7.7），基本上达到了全民基本医疗卫生保障的目标，并且维持各医院较高的医疗水准，并给予患者自由选择医院和医生的权利②。

联邦政府负责制定医疗卫生事业发展目标和立法，并对医疗卫生服务体系进行宏观调控，通过经济手段确保医疗卫生服务的可持续性，但不管理医疗卫生机构的服务能力，不直接参与全国卫生发展规划，也不确立全国医疗卫生事业的未来发展方向③。州政府根据联邦政府指导文件，负责本州医疗卫生服务计划的实施与提供，不同州有不同的医疗卫生管理政策④。州政府、地市政府、疾病基金会协会、私立医疗保险机构协会、医院协会共同制订州医院发展规划，列入发展规划的医院可获得州政府用于医院固定资产建设的财政资助、疾病基金会的费用补偿、诊治医疗保险患者的资格⑤。

社会组织在州政府支持和管理下，强制实行会员制和筹集资金，为其会员提供医疗卫生服务。全国有 16 个州医院组织和 12 个不同类型的医院协会，可参与制定社会医疗保险制度并与疾病基金会谈判；以门诊诊治疾病基金会患者的医生必须加入医生协会，医生协会拥有提供门诊医疗服务的垄断权⑥，全国共有 23 家医生协会；居民必须选择一家疾病基金会（全国 200 多家），疾病基金会可决定居民参保费用、参保费率，可与医生协会、医院协会进行谈判，调控医疗卫生服务价格数量与质量⑦⑧。

① Barnighausen T, Sauerborn R. One hundred and eighteen years of the German health insurance system: are there any lessons for middle – and low – income countries? SOC SCI MED, 2002, 54 (10): 1559 – 1587.

② Jeffreys B. NHS Health Check: How Germany's healthcare system works [EB/OL]. [9 – 25]. http://www.bbc.com/news/health – 38899811.

③ Altenstetter C, Busse R. Health care reform in Germany: patchwork change within established governance structures. J Health Polit Policy Law, 2005, 30 (1 – 2): 121 – 142.

④ 石光、邹珺、田晓晓等："德国等九个发达国家区域卫生规划的经验与启示"，《卫生经济研究》，2009 (09): 22 ~ 25 页。

⑤ Ettelt S, Fazekas M, Mays N, et al. Assessing health care planning—a framework – led comparison of Germany and New Zealand. HEALTH POLICY, 2012, 106 (1): 50 – 59.

⑥ 周胜桥："德国医疗体制及医疗服务市场准入情况"，《药品评价》，2010: 7 (4): 8 ~ 11 页。

⑦ 侯建林：《公立医院薪酬制度的国际比较》，北京大学医学出版社 2016 年版。

⑧ 蔡江南：《医疗卫生体制改革的国际经验》，上海科学技术出版社 2016 年版。

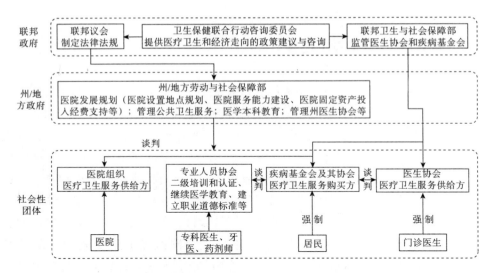

图 7.7 德国医疗卫生服务体系架构

由于德国社会保险实行强制参保原则，在完善的医疗卫生服务体系下，居民的参保率非常高。德国法律规定，收入在一定水平之下的居民必须购买社会医疗保险，高于此水平的居民可选择购买社会医疗保险或商业保险；低收入居民必须以家庭为单位参加社会医疗保险，通过社会救助体系资助参保，如儿童参保费由联邦政府支付；军人、警察等特殊人群由特殊类型医疗保险保障权利。因此，SHI 的参保率非常高，2014 年，99% 居民有保险，其中 85% 居民参加 SHI，10.9% 居民参加商业保险，4.2% 居民参加特殊类型保险或无保险（见图 7.8）[1]。

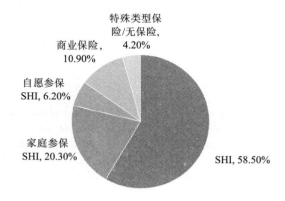

图 7.8 2014 年德国居民医疗保险参保状况

在医疗资源配置方面，2015 年德国每千人口床位数为 8.1 张，平均住院日为 7.6

① Fischer M. Welfare with or without Growth? Potential Lessons from the German Healthcare System. SUSTAINABILITY – BASEL, 2016, 8（11）：1088.

日。2015 年德国执业医师共有 338 129 人，每千人口医师数为 4.14 人；执业护士 109 万人，每千人口护士数 13.34 人。德国医疗卫生服务体系覆盖面广，而且效率也很高，居民预约等待时间较短，选择性外科手术几乎不用候诊①。

从医疗机构数量来看，公立医院的数量较少，民营（营利性和非营利性）医院比例较高。但无论是公立医院还是民营医院，其日常运营收入的绝大部分都来自社会医疗保险基金的支付②。门诊诊所大多数由医师独立开业，或由几个医师联合开业。门诊诊所设备设施齐全，可以提供所有的专科诊疗服务。门诊诊所的房屋、设备、人员工资标准等都由医生协会确定，其日常运营收入也主要来自社会医疗保险基金的支付。

德国医院根据临床科室类型、数目及床位数，可分为四种类型（见图 7.9）。州政府规划当地医院发展规划时，合理利用不同类型医院的服务内容和能力，实现区域内医疗资源的合理分配与利用，争取实现效率最大化。基本服务型医院通常位于县/小镇内，仅设有外科和内科；常规服务型医院增加了妇产科、耳鼻喉科、眼科；集中服务型医院增加了神经科、儿科、整形外科；最高服务型医院仅位于大型城市中心，为三级教学医院，为州公立大学拥有和运营，设有 15 个以上临床科室③。德国医院普遍仅提供住院服务，门诊服务由独立行医的全科医生或专科医生提供。2004 年，部分医院获得授权，可以诊治高度专科化的门诊患者。由于门诊与住院过于严格的划分导致部分经费浪费，近年来德国致力于缩小两者之间的差距④。

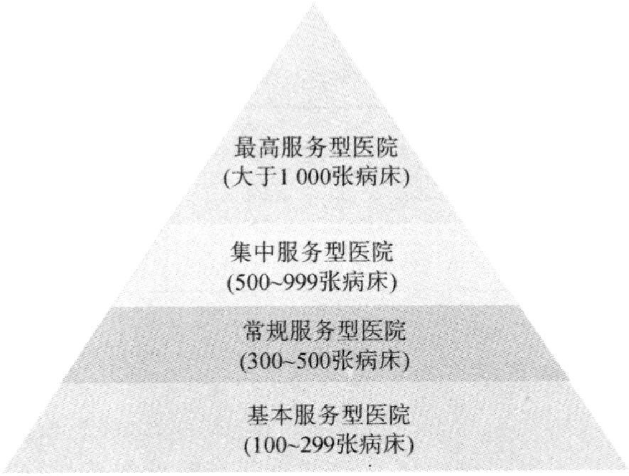

图 7.9　德国医院体系构成

---

① OECD. Health Status［EB/OL］.［2017］. http：//stats. oecd. org/index. aspx？DataSetCode = HEALTH_STAT.

② 顾昕："全民医疗保险与公立医院中的政府投入：德国经验的启示"，《东岳论丛》，2013（2）：53～59 页。

③ 侯建林：《公立医院薪酬制度的国际比较》，北京大学医学出版社 2016 年版。

④ 罗秀："以健康促进为核心的德国健康金齐格塔尔整合医疗介绍"，《中国全科医学》，2017（19）：2306～2310 页。

长期以来，公立医院在德国医院体系中占主导地位，20 世纪 90 年代以来，针对公立医院的运行效率低、运营成本高及长期亏损问题，德国也开始对公立医院推行法人化和民营化改革，而且营利性医院开始异军突起①。其具体改革措施包括：第一，公立医院转制成为股份合作制的有限责任公司，不允许在证券市场中上市交易，公司与社会医疗保险基金签订医疗服务合同。第二，建立由财政部、卫生部、雇主和雇员代表组成的董事会，在雇主代表中选举产生董事会主席并享有最终决定权，董事会选任首席执行官负责具体的管理运营。第三，在外部监管方面，政府或卫生行政部门除了一般意义上的医疗质量、医药价格监管外，重点在于合同执行监管。同时，强化医院协会和公众参与的第三方监管。第四，在内部监管方面，由首席执行官和董事会主席对其运营绩效和质量问题全权负责。

改革之后，公立医院占比从 1991 年的 37.9% 下降到 2015 年的 25.9%，非营利性医院占比 25 年间变化不大，营利性私立医院占比从 1991 年的 29.6% 上升到 2015 年的 42.6%（见表 7.7）②。事实上，德国医疗卫生服务体系的一些部门也完全依赖于私人机构，例如门诊医生、牙医、药房提供的门诊服务。同时，德国医院医生有金字塔式的等级制度，每个临床科室仅设一名科主任指导全部其他医生，科室内部论资排辈、竞争现象严重。医生实行固定工资制，高年资医生可提供私人诊疗服务获得额外收入③。德国医生普遍不满意其工作条件、工资待遇，许多德国医生会选择到欧洲其他国家工作以获得更高的收入。

表 7.7　　　　　　　　2011～2015 年德国各类型医院占比的变化情况

	1991 年	1995 年	2000 年	2005 年	2010 年	2015 年
公立医院（%）	37.9	31.9	29.1	28.7	25.8	25.9
非营利性私立医院（%）	32.5	34.0	35.3	33.3	32.6	31.5
营利性私立医院（%）	29.6	334.1	35.6	38.0	41.6	42.6

三、安全性：评价方法

在安全性方面，德国通过德国医疗透明制度与标准委员会（Kooperation for Transparency and Quality in Gesundheitswesen，KTQ）对医疗机构的严格评审来保证。KTQ 是由德国医院协会、医生协会、护理协会、全德医学会、联邦健康保险公司、德国医

---

① Tanja Klenk, 2011, "Ownership Change and the Risk of a For - profit Hospital Industry in Germany", *Policy Studies*, Vol. 32, No. 3, PP263 - 275.

② OECD. Health Status ［EB/OL］. 2017, http：//stats. oecd. org/index. aspx? DataSetCode = HEALTH _ STAT.

③ 侯建林：《公立医院薪酬制度的国际比较》，北京大学医学出版社 2016 年版。

疗保险公司共同组建的公益性机构，主要承担制定科学合理的医院管理制度和标准，对各医疗机构的管理制度和标准进行检查与质量认证。德国从 2002 年开始推行 KTQ，目前有 1 000 多家综合医院通过了 KTQ 认证。从 2005 年开始，KTQ 认证又向康复医院、专科医院推广。凡通过 KTQ 认证的医院，保险公司可对其免除许多医疗费支付的审查、审核程序。KTQ 由全部医疗医药医护社团组成，即社会治理机制，医疗机构需要经过 KTQ 的资质审查才被社会认同，KTQ 在推动医疗机构服务和内部质量管理方面发挥了重要作用。

KTQ 评审标准主要从六个维度来反映医院的质量管理：以患者为导向、以员工为导向、安全、信息与交流、领导和质量管理。上述六个维度共有 25 个子目录和 63 条次级标准，每一标准的得分与其"达到水平"和"渗透水平"相关，"达到水平"反映了对标准的执行质量，"渗透水平"则反映了机构各部门对标准的实施程度。在 63 条次级标准中，有 31 条核心标准和 32 条非核心标准，核心标准分数按照权重均乘以 1.5，是为了突出高质量完成这些标准的重要性。

四、可支付性：增长率与补偿机制

（一）医疗费用增长

2014 年，德国的医疗总支出为 3 293.81 亿欧元，比 2013 年增长 4.59%，占 GDP 的比重为 11.3%。在医疗总支出中，政府医疗支出 2 535.81 亿欧元，比 2013 年增长 4.90%，占比为 76.99%；个人医疗支出 758 亿欧元，比 2013 年增长 3.54%，占比为 23.01%。私人保险占个人医疗支出的比重为 38.8%。从 2006～2014 年看，医疗总支出占 GDP 比重较为稳定，2011 年开始稳步增长；政府医疗支出占医疗总支出的比重自 2011 年开始较快增长，个人医疗支出占医疗总支出的比重自 2011 年后逐渐下降（见表 7.8）。

表 7.8　　　　　　　　　　德国各项医疗费用增长情况

	2006 年	2007 年	2008 年	2009 年	2010 年	2011 年	2012 年	2013 年	2014 年
医疗总支出占 GDP 比重（%）	10.34	10.18	10.39	11.40	11.25	10.93	10.99	11.16	11.30
政府医疗支出占医疗总支出比重（%）	75.99	75.95	76.03	76.38	76.22	75.99	76.07	76.75	76.99
个人医疗支出占医疗总支出比重（%）	24.01	24.05	23.97	23.62	23.78	24.01	23.93	23.25	23.01

续表

	2006 年	2007 年	2008 年	2009 年	2010 年	2011 年	2012 年	2013 年	2014 年
政府医疗支出占政府总支出比重（%）	17. 58	18. 06	18. 13	18. 31	18. 15	18. 58	18. 81	19. 25	19. 65
个人医疗现金支出占医疗总支出比重（%）	14. 12	14. 06	13. 78	13. 56	13. 75	13. 78	13. 83	13. 20	13. 20
个人医疗现金支出占私人医疗支出比重（%）	58. 82	58. 46	57. 50	57. 41	57. 84	57. 39	57. 80	56. 77	57. 35
私人保险占个人医疗支出比重（%）	37. 83	38. 12	39. 02	39. 17	38. 78	39. 07	38. 58	39. 47	38. 80
医疗总支出（百万欧元）	247 486	255 857	266 228	280 552	290 297	295 525	302 812	314 939	329 381
政府医疗支出（百万欧元）	188 074	194 336	202 422	214 287	221 259	224 565	230 337	241 730	253 581
个人医疗支出（百万欧元）	59 412	61 521	63 806	66 265	69 038	70 960	72 475	73 210	75 800

资料来源：WHO，http：//apps. who. int/nha/database。

2006～2014 年，德国医疗总支出年均增长率为 3. 64%，政府医疗支出年均增长率为 3. 2%，个人医疗支出年均增长率为 3. 1%。对比 GDP 增长率（见图 7. 10），2011 年以后，医疗总支出增长率、政府医疗支出增长率和个人医疗支出增长率均高于 GDP 的增长速度，且个人医疗支出增长率在 2013 年后有明显加快趋势。

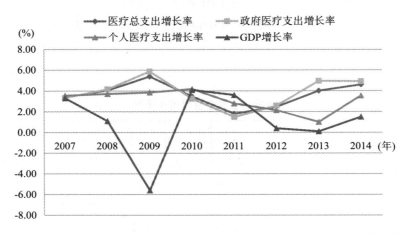

图 7. 10　德国 2007～2014 年医疗总支出、政府医疗支出和个人医疗支出增长率

（二）医疗卫生保险资金流

德国 SHI 的资金来源具体包括（见图 7.11）：（1）雇员与雇主缴纳的保费；（2）儿童医保支出（政府税收支付）；（3）政府其他财政补助；（4）其他收入（医保资金的利息或理财收入等）。筹集的资金统一进入 SHI 专门设立的一个"医保基金"账户，然后疾病基金会依据统一的风险调控模式（Morbi - RSA）计算其会员应得的保费，进行分配拨款。当保费入不敷出时，疾病基金会可自行向其会员征收"附加保费"，额度不超过收入的 1%。拥有医保的患者每季度支付 10 欧元给门诊医生，住院每天仅需支付 10 欧元（每月不超过 280 欧元），处方药物自行负担 10% 的费用。德国医保覆盖了绝大部分疾病的诊疗和药品，不在医保覆盖范围内的诊疗与药品费用需要患者自行负担。整体而言，疾病基金会承担了超过 80% 的费用，患者个人负担相对较轻。

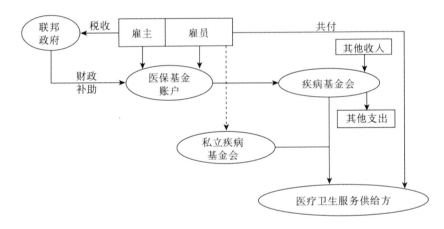

图 7.11　德国医保的资金流

（三）SHI 和商保的支付及服务内容

德国的医疗卫生服务被视为一种公共产品，所有人都有权享有基本医疗卫生服务，形成了以"法定医疗保险为主，商业保险为辅"的医疗服务提供模式。德国的社会医疗保险与商业保险在筹资及服务内容等方面有很大差异（见表 7.9）。

表 7.9　　　　　　　德国社会医疗保险与商业保险的筹资服务差异

	社会医疗保险（SHI）	商业保险
参保人群	85%：75% 强制参保（2014 年收入 < 50 850 欧元、退休人员、失业者）、10% 自愿参保	10.9%：政府公务员、自我雇佣者、2014 年收入大于 850 欧元

续表

	社会医疗保险（SHI）	商业保险
保险涵盖内容	门诊、住院、急诊、牙科、居家长期照护、康复、健康检查、病假薪金补贴、生产津贴等	自由选择内容：单人/双人病床、共付费用报销等
参保费用	封顶线以下工资的 15.5%，雇员 54%、雇主 46%	依据健康状况决定费用
保险团队	约 150 家疾病基金会	约 50 家私立疾病基金会
法律依据	公法：联邦政府授权，自行制定规章制度	私法：医疗保险法
医疗卫生服务供给方	选择与疾病基金会签约的医院/医生（约 97% 急诊、约 99% 医院）	自由选择医院/医生

德国的社会医疗保险具有一定的特征[①]：（1）医保费用通过工资代扣缴纳，雇主和雇员共同承担；（2）财富再分配体现社会互助；（3）现收现付制筹集资金（Pay as You Go）；（4）强制性参保。

SHI 保险计划众多，旨在全面保障居民健康，包括强制性全民健康保险、长期护理保险、强制性养老保险和强制性工伤保险等。SHI 的核心载体是疾病基金会，这是一个自我管理、自负盈亏、自我筹资的独立、非营利性的社会组织，居民看病产生的医疗卫生服务费用主要由疾病基金会和国家财政补贴共同支付。工资低于一定水平以下的居民必须加入一家疾病基金会并缴纳费用，工资高于一定水平的居民可自由选择是否参加社会医疗保险。居民向疾病基金会缴纳的医保费用与其经济收入有关，缴费基数设有封顶线和保底线，超过封顶线部分的工资不征缴费用，收入低于保底线的居民可免除缴费义务。封顶线以下的收入按规定参保费率（2013 年为 15.5%）从工资中扣除，其中雇员负担 54%、雇主负担 46%。政府每年都会根据实际情况调整封顶线、保底线和参保费率，科学、合理、高效地保障居民健康福利。德国 SHI 医保费用的缴纳是一种财富再分配机制，高收入者多缴纳，低收入者少缴或不缴，但是所有居民均享受相同的医疗卫生服务。

德国的商业保险不同于美国，只有少部分居民参加，2014 年参加商保的居民占比仅有 10.9%，参加商业保险的群体以政府公务员、自我雇用者、高收入群体为主。商业保险根据参保者健康状况确定参保费用，享有社会医疗保险未覆盖的福利。联邦政府对商业保险实施管控，保障参保者的合法利益，并参与制定商业保险的费用补偿水平。

（四）医疗费用控制机制

德国在控制医疗费用不合理增长方面，制定了严格的医保费用监管审查机制，主

---

① Busse R，Blümel M，Knieps F，et al. Statutory health insurance in Germany：a health system shaped by 135 years of solidarity，self - governance，and competition. 2017，390（10097）：882.

要包括药品参考定价机制和医疗费用审查机制。

1. 药品参考定价机制

疾病基金会在药品与医疗器械上的支出高达20%，是造成医疗费用快速增长的重要原因之一。药品支出高昂的主要原因是药品过度消费和药品本身价格昂贵，为了降低药品价格，联邦政府引入了"药品参考定价机制"促进药品价格竞争。疾病基金会制定每一种存在替代品的药品支付价格（参考价格），患者支付药店售价与参考价格的差值①。由于居民需要自行支付差价，往往会选择差价最小的药品，因而药品生产商不得不降低药品价格以获得较大的市场份额。经过调整后，2015年德国药品支出仅占医疗总费用的4%。

2. 医疗费用审查机制

德国为了有效控制医疗卫生费用支出，卫生部委托德国医疗质量和效率研究所（The Institute for Quality and Efficiency in Health Care，IQWiG）、医疗审查委员会（Der Medizinische Dienst der Krankenversicherung，MDK）、医疗咨询服务机构（Medical Advisory Services，MDS）、医院支付系统研究中心（Institute for the Payment system in Hospitals，InEK）等机构，共同制定 G - DRGs 医疗费用审查制度，以严格控制每个医院的医疗费用账单②。审查制度为三级分级审查，第一级审查由疾病基金会随机审查病例，若无异议审查完成；第二级审查由 MDK 审查医院出院数据和报告；第三级审查由 MDK 审查医院所有能取得的资料。严苛的审查机制促使医院和医生严格遵守规定，尽可能降低医疗成本③。

（五）医保支付方式

1977年德国开始实施总额预算制度，经过多年的发展与完善，德国形成了按住院床日付费、特定项目付费等多种方式相结合的总额预算制。州政府、疾病基金会、医生协会、医院组织等各方代表共同讨论制定医保支付项目和预算上限，再将总额分配至各医院，医院根据总额自行制订运营规划④。总额预算制能够很好地节约成本，提高医院运行效率，但是会导致"推诿病人"的现象。

德国没有像英国一样实施强制守门人制度，居民可自由选择医院和医生。目前门诊采用按项目付费，但随着医疗费用不断上涨，逐渐尝试采用门诊总额预算、基于资

① 蔡江南：《医疗卫生体制改革的国际经验》，上海科学技术出版社2016年版。
② 王雪蝶、徐硕："医疗保险监管问题研究——基于德国经验借鉴"，《中国农村卫生事业管理》，2016（08）：1010～1013页。
③ 常峰、纪美艳、路云："德国的 G - DRG 医保支付制度及对我国的启示"，《中国卫生经济》，2016（06）：92～96页。
④ Busse R，Blümel M，Knieps F，et al. Statutory health insurance in Germany：a health system shaped by 135 years of solidarity，self - governance，and competition. 2017，390（10097）：882.

源消耗的相对价值付费（Resource – Based Relative Value Scale，RBRVS）、个案管理等支付方式控制门诊费用的增长。从付费方式来看，急诊采用按项目付费，长期护理采用按天数付费，部分牙科采用按项目付费，重大牙科治疗需向疾病基金会提供治疗成本评估，牙科自费比例达 30% ~ 80%。

德国在引入 DRGs 之前对住院服务的付费方式以按项目付费为主，占总费用支付的 80%，其余 20% 主要为按服务单元（住院日和床位）付费和其他特殊付费方式，产生医疗服务过程不透明、延长住院时间等问题而饱受诟病，卫生费用以 7% 的年增长率迅速增长。为解决这一问题，德国政府于 1999 年 12 月通过立法程序，确定将采用 DRGs，实施预付制，以期增加卫生服务的透明度，控制不合理的医疗服务[1]。德国政府在对美国和澳大利亚的 DRGs 系统进行深入研究之后，于 2000 年 11 月研究开发了适合德国应用的 G – DRGs 系统，并建立了由法定医疗保险协会、商业医疗保险协会和德国医院协会共同建立的"医院赔付系统研究中心"[2]。2000 年，德国政府通过了健康保险改革法案，规定从 2003 年 1 月 1 日起对住院费用引入全覆盖的 G – DRGs 1.0 版付费系统，并规定了 2003 ~ 2007 年为过渡阶段，2007 年起全面实施 DRGs 付费制度[3]。2011 年德国共有 1 194 个 DRGs 种类。德国 DRGs 系统几乎覆盖所有病人，在病种的覆盖上，除精神疾病，DRGs 系统几乎覆盖所有病种，在 DRGs 系统处采用特殊支付的病种仅限于血透等少数病种[4]。

第四节　新加坡自储公助医疗储蓄的体制机制

20 世纪 80 年代以来，新加坡以中央公积金制度为基础，建立起了由保健储蓄计划（Medisave）、健保双全计划（Medishield）和保健基金计划（Medifund）组成的自储公助型医疗保障体制，也称"3Ms"医保体制。自储公助型医保体制介于市场主导与政府管制之间，将个人责任与政府责任有机结合起来，更强调个人自力更生的保障原则。与西方国家在医疗保健事业的高投入相比，2014 年，新加坡的"3Ms"医疗体系只花费了 GDP 的 4.91% 和政府支出的 14.15%（WHO，2016），且公平性和运行效率高。新加坡的医疗卫生体系被 WHO 评为亚洲最有效的医疗卫生系统，排名全球第

① Wolfgang Bocking, Ulrich Ahrens, Wilhelm Kirch, et al. , 2005, "First Results of the Iintroduction of DRGs in Germany and Overview of Experience from other DRG Countries", Journal of Public Health, No. 13, PP128 – 137.
② 周宇、郑树忠、孙国桢："德国 DRG 付费制度的借鉴"，《中国卫生资源》，2004（4）：186 页。
③ 杨翠迎、巢健茜："单病种付费与 DRGs 预付模式研究综述"，《中国卫生经济》，2008（6）：66 ~ 70 页。
④ 沙迪："德国 DRG 统一的力量"，《中国医院院长》，2010（21）：66 ~ 67 页。

六位，远超第十八位的英国和第三十七位的美国。

一、医疗保障制度及体制机制

（一）新加坡医保制度的发展历程

新加坡医疗卫生体系的成功在很大程度上要归功于政府开创性地使用了中央公积金制度（Central Provident Fund，CPF）。中央公积金制度始于英国殖民统治时期，当时只是作为一项简单的强制性退休储蓄计划。雇员和雇主分别将工资的5%存入公积金，当雇员55岁退休时，可以将存入的公积金及利息取出来养老。1968年，新加坡独立后，公积金制度实施了重大改革，雇员可以用中央公积金的钱购买住房、支付医疗及教育等方面的支出。

雇员和雇主每个月按时缴费的钱将分别被存入三个账户：（1）普通账户，用于购房、支付死亡伤残保险、投资及教育；（2）特殊账户，用于养老和与退休相关的金融产品投资；（3）保健储蓄账户，称为保健储蓄计划（Medisave），用于医疗支出和有资质的医疗保险。三个账户的分配比率根据个人年龄进行调整，具体分配比率见表7.10。

表7.10　　　　雇主、雇员的中央公积金缴纳比率及各账户分配率

雇员年龄	雇员缴纳比率（占工资的百分比,%）	雇主缴纳比率（占工资的百分比,%）	总缴纳比率（占工资的百分比,%）	分配比率（%）		
				普通账户	特殊账户	保健储蓄账户
35岁以下	16	20	36	26	4	6
35~45岁	16	20	36	23	6	7
46~55岁	16、	20	36	22	6	8
56~60岁	6	12.5	18.5	10.5	0	8
61~65岁	3.5	7.5	11	2.5	0	8.5
65岁以上	3.5	5	8.5	0	0	8.5

依托于中央公积金制度而建立的Medisave是一种强制性的储蓄账户，建立的理论源自于对人生命周期内的储蓄能力和医疗开支的平滑消费，强调医疗保障的自我责任。Medisave于1984年建立，由此拉开了新加坡现代化而高效的医疗体系建立序幕。

在1984年新加坡开始改革建立"3Ms"医疗体系之前，其医疗体制借鉴英国的免费型医疗，由税收筹资，为公民提供免费或收极少费用的医疗卫生服务。公立医院承担了绝大多数疾病的诊疗责任，私营医疗机构发挥的作用小。这样的体制产生的问题与英国一样，有限的医疗资源供给与无限的居民医疗服务需求之间的矛盾日益突

出，政府对于医疗方面的财政负担日趋严重。

进入 20 世纪 70 年代，新加坡受益于发达国家的加工贸易转移，其经济得到了突飞猛进的发展。20 世纪 80 年代，受益于经济发展积累的国家与个人财富，新加坡实施个人储蓄自我保障的社会保障改革有了坚实的物质基础，政府开始酝酿医疗卫生体制改革，以解决医疗卫生成本加剧与公立医院效率低下的问题。

20 世纪 80 年代早期，新加坡政府确定了医疗体制改革的基本原则：消费者能够自由选择，强调自行承担责任和自力更生，尽可能地引入自由市场竞争，政府只为完全无支付能力的公民提供最基本的卫生保健。

1984 年，新加坡在中央公积金基础上，启动了医疗保险个人账户计划。政府强制规定雇主和雇员将工资总额的 40% 存入一个带利息的个人账户，个人账户中设立一个医疗账户，用于个人看病的医疗费用支出，即保健储蓄计划（Medisave）。

1990 年，为了使无医疗费用支付能力的国民看得起病，新加坡政府设立捐赠基金，成立保健基金委员会，初始基金为 2 亿新元，2014 年基金达到 40 亿新元的规模，政府会不定时为基金提供拨款，持续不断地帮助那些看不起病的穷人，这项为穷人设立的医疗救助基金，被称为保健基金计划（Medifund）。对于那些使用 Medisave 和 MediShield 账户的资金后依然无法支付医疗费用的个人或家庭，Medifund 是他们的最后保障。2007 年，政府在 Medifund 中拨出 5 亿新元，成立银发族医疗基金（Medifund Silver），是针对 65 岁以上老年人的专项疾病援助资金。2013 年，卫生部资助一项帮助支付 18 周岁以下被诊断为先天性疾病或新生儿疾病孩子的医疗费用，称为青年医疗基金（Medifund Junior）。同时，政府资助 2.5 亿新元，建立了一个向养老院和其他长期照护机构提供补贴的捐赠基金，被称为老年照护基金（Elder Care Fund）。

为了解决国民昂贵治疗、大病医疗和长期慢性病治疗问题，新加坡政府于 1990 年推出健保双全计划（Medishield）。该计划是一种社会统筹的大病医疗保险制度，专门帮助新加坡公民支付重病或长期慢性疾病的医药开销，自动覆盖全体国民，除非个人要求退出，目前，90% 的个人参保，由政府指定的商业保险公司承办。2002 年，为了应对随着人口老龄化生活护理需求不断增加的问题，新加坡政府推行了一项针对长期生活不能自理人群的保险计划，称为乐龄健保计划（Elder Shield）。乐龄健保计划是一项长期的照护保险项目，由政府管理，但交给三家私人保险公司运营。参加中央公积金的新加坡居民或永久居民年满 40 岁后自动加入该计划，保险金将通过个人的 Medisave 账户来支付，保险公司每月向生活不能自理的居民支付一定的护理费用。

2007 年，新加坡卫生部允许 Elder Shield 的保险公司引入其他补充计划，严重生活不能自理的参保人可以花钱购买 Elder Shield 以外的保险责任范围，以获得更多的保额，被称为乐龄健保补充计划。乐龄健保计划及其补充计划，统称为健保双全计划的补充计划。

（二）重组改革后的公益医院体制

为了提高公立医院的效率，新加坡政府引入市场竞争机制，鼓励私人医院及诊所通过自身的发展来与公立医院进行竞争，同时于 1985 年推行公立医院重组计划，将公立医院改制为非营利性企业的公益医院，重组后的公益医院归属于一个政府控股的非营利性公司——卫生部控股有限公司（MOH Holding），这些公益医院被分成六个群，分别挂靠一个地区医院。作为没有实际经营活动的公司，卫生部控股有限公司已经发展为一个高层次的、积极活跃的联盟活动，为新加坡提出医疗战略方向，促进各个医疗集群间的协调合作，确保卫生部在整个系统中的目标和重点得以实现。

通过重组，这些公益医院拥有自治权，不仅有权自行招募员工，决定其薪酬，还能自主决定资源的调度和使用，在回应病人需求时更具灵活性。为保证服务质量和效率，医院可以吸引、奖励和保留优秀的员工，员工根据其表现可获得奖励。此外，这些公益医院还必须设立企业通行的会计系统和审计流程，使运营成本更加精确，医院在财政上也能更加自律和负责。

之前，新加坡的公益医院主要分为两大医联体，分别由国立大学医院（National University Hospital）和新加坡中央医院（Singapore General Hospital）组建。前者由 4 家医院、一家国家专科中心、9 家综合性诊所和 3 家专科机构组成，而后者拥有 3 家医院、5 家国家专科中心和 9 家综合性诊所。这两大医联体于 2000 年 10 月 1 日实现公司化，提供全部的综合医疗服务，包括综合性诊所提供的基础医疗，地区医院、三级医院和国家中心提供的二级和三级医疗服务。两大医联体通过相互合作与竞争，实现规模经济，提供价格能为百姓所接受的综合性高质量的医疗服务。

在 2012 年初，卫生部控股有限公司进行了结构性转变，将之前的两大医联体再次重组，分为六个区域性医联体，以应对老龄化带来的老年人口复杂的慢性病医疗需求。每个区域医联体都有区域性医院挂靠，继续提供急性病诊疗，同时与专科中心、三级医院、中长期护理机构、综合诊所、非公立的全科医生诊所联系更紧密。区域性医院继续提供其擅长的急性病诊疗，需要更高水平治疗的患者，将被上转到五大国家护理中心之一（致力于眼、皮肤、牙齿、癌症和心脏的护理）的医疗中心，或者转到提供综合专业治疗的两家医院之一进行救治，这两家医院都有医学院。医院和学校联系密切，学校的研究、创新和不断追求进步的环境，将使患者受益。每个区域医联体内部还有较多的中长期护理机构，将稳定的慢性病患者从急性病住院治疗转移到更轻度的护理中心。整合医疗局（Agency for Integrated Care）会帮助确认患者转向下级医疗单位时顺利进行，并且符合患者个人的病情需要。通过这种方法，患者可以在最舒适的环境中获得连续性的治疗和监督。

二、可及性：医疗资源配置

　　新加坡居民的医疗卫生服务由政府主导的公共医疗体系和私人医生主导的私营体系提供，初级卫生保健服务的 80% 由私人开业医生提供，20% 则由政府公共部门的综合门诊部提供（专家门诊和急诊），而住院医疗服务的 80% 由公立医院提供。

　　新加坡的初级医疗服务主要由私人全科医生提供轻微疾病的诊断与治疗。新加坡全国大约有 2 000 名全科医生（General Practitioner），提供了大约 80% 的初级医疗服务，由于全科医生大多分布在居住区，他们能最近距离地为居民提供更便捷的初级医疗服务。另外，还有一些连锁私人诊所也为居民提供初级医疗服务，包括莱佛士医疗（有 70 多家诊所）、Parkway Shenton（超过 40 家诊所）及 Frontier Health Group（9 家诊所）等。在新加坡的二级和三级诊疗领域（分别定义为专科治疗、高级的医疗研究和疗法），大约 80% 的住院治疗由公立医院提供，20% 由私立医院提供。住院医疗服务由综合的、地区的医院及更多的专科医疗中心来提供。综合医院提供急性病住院服务、专科门诊服务及 24 小时急诊。根据新加坡卫生部数据显示，急性病的平均住院时间大约为 5 天，平均床位使用率为 75%。在 2015 年，医院的住院量为 519 545 人次，其中，公立医院的住院量为 388 959 人次，私立医院的住院量为 130 586 人次，公立医院的住院诊治比例达到 74.87%。另外，医院也开展了日间手术，2015 年公私医院的日间手术量为 293 107 例。新加坡建立了一些重点专科组织，包括癌症、口腔护理、心血管疾病、神经系统疾病和皮肤病等，为居民提供疑难杂症的确症和治疗服务。以国家心脏中心为例，不到 200 张病床，每年接待超过 9 000 人次的住院病患，从预防到康复，提供全方位的治疗，全国和区域的心血管并发症患者均会转诊到这里救治，相关学科的研究、教学和培训也在这里完成。

　　2016 年，新加坡拥有各类医院（含专科）26 所，其中，8 所公立医院，8 所公立专科医院，10 所私立医院；拥有床位总数为 12 268 张，每千人口拥有床位数为 2.71 张，其中，公立医疗机构床位数为 10 511 张（占比 85.68%），私立医疗机构床位数为 1 757 张（占比 14.32%）。

　　2016 年，新加坡拥有社区医疗机构和长期护理机构 84 所（个），其中，社区医院 8 所，慢性疾病医院 3 所，家庭护理中心 69 个，住院病人护理中心 4 个。这些基层医疗照料与护理床位共 14 858 张，其中有 1 663 张社区医院床位，192 张慢性疾病医院床位，12 830 张家庭护理床位和 173 张住院病人护理中心床位。

　　在照护机构方面，2014 年，新加坡有社区照护机构 73 个，包括 16 个痴呆日托中心和 57 个康复/护理日托中心；有 35 个家庭照护中心，包括 20 个家庭护理中心和 15 个家庭医疗中心；有 18 个姑息家庭照护中心，包括 7 个姑息护理中心、6 个姑息医疗中心和 5 个心理治疗室。可以看到，随着人口老龄化的加剧，新加坡增加了对社区和家庭医疗照料与康复护理方面的机构建设。

2016 年，新加坡拥有 18 所综合诊所、251 个牙科机构（包括 6 所牙科医院、9 个牙科综合诊所和 236 所牙科学校）、235 个药店（包括 62 个公立性质的药店和 173 个私营药店）。

在医生、护士/助产士和药师等人力资源配置方面，2016 年，新加坡共有医生 12 967 名，其中，公立医疗机构的医生有 8 358 名（占比为 64.46%），私立医疗机构的医生有 3 979 名（占比 35.54%），每千人口医生数达到 2.3 人。2006～2016 年，新加坡的医生总数增长了 87.09%，公立医疗机构的医生总数增长 1.38 倍，快于私立医疗机构。2016 年，新加坡共有护士/助产士 40 561 名，其中，公立医疗机构的护士/助产士为 24 829 名（占比 61.21%），私立医疗机构的护士/助产士有 9 985 名（占比 38.79%），每千人口护士/助产士数为 7.2 人。2006～2016 年，新加坡的护士/助产士总数增长了 93.82%，公立医疗机构的护士/助产士总数增长了 1.15 倍，超过了私立医疗机构护士/助产士的增长速度。2016 年，新加坡的药师总数为 2 875 名，其中，公立医疗机构拥有药师数为 1 367 名（占比 47.55%），私立医疗机构拥有药师数为 1 248 名（占比 52.45%），每千人口药师数为 0.5。2006～2016 年，药师总数增长了 1.02 倍，其中，公立医疗机构的药师增长了 1.79 倍，从 2006 年药师总数比不上私立医院，但到 2014 年开始超过私立医院。

当然，同其他国家一样，新加坡同样面临医疗资源供给不足问题，每千人口仅拥有 2.71 张床位，难以满足居民的医疗服务需求，为此，新加坡卫生部期望通过建设更多的医院来解决床位短缺和民众未来医疗需求增加的问题。

专栏 7.2

新加坡政府增加医疗服务供给的举措

新加坡政府规划，到 2020 年，政府将新建 2 家综合性医院、4 家社区医院及 6 个联合诊所。2020～2030 年，再建 4 家综合医院，以实现公立医院数量翻倍的目标。所有这些新建的医疗机构将建在医疗服务需求量最大的区域，最大限度地靠近居民住宅区，尤其是老年人和其他弱势群体。对已有医院，新加坡政府将实施翻新和扩建计划。2013 年，新加坡国立大学医院在翻新时增设了 79 张床位，黄廷芳综合医院于 2014 年年底投入运营，盛港综合医院将于 2018 年完工。正在修建的 4 所公立社区医院用于满足那些虽然符合出院标准但尚需后续护理患者的医疗服务需求。义顺社区医院位于新加坡北部，建成后将拥有 428 张床位，为民众提供非急性期、慢性恢复期、痴呆性、姑息性医疗服务，其职能定位是，为从毗邻的拥有 590 张床位的邱德拔医院出院患者提供无缝链接的整体性后续服务，帮助患者在社区医院内更好地复健和痊愈。裕廊社区医院，位于新建的黄廷芳综合医院附近，拥有 400 张床位，已于 2015 年完工；欧南社区医院位于新加坡中央医院附近，将于 2020 年建成；盛港社区医院，位于盛港综合医院旁，将于 2018 年完工。

三、安全性：评价标准与监管机制

新加坡政府设立的医疗市场运行良好，与公共医疗系统服务质量高有关系。严格的监管机构和法律法规确保服务保持高标准，新加坡第一次全国质量控制会议于 1982 年召开，要求每家医院和专业医疗机构设立委员会来解决医疗服务质量问题。解决的重点不仅在于服务质量，还在于改善临床治疗质量。医院设有专门的质量管理队伍，衡量临床治疗过程和效果。

在对医疗机构的监督管理方面，由卫生部及其法定机构来监管公立和私立部门。卫生科学管理局（Health Sciences Authority）的责任是监督并确保与健康相关产品的安全性，健康促进委员会（Health Promotion Board）承担国家健康推广疾病预防工作的责任。所有在新加坡的医院、诊所、临床实验室、疗养院和其他医疗机构都必须得到卫生部的许可执照。所有医务人员都在卫生部下属的法定委员会——新加坡医药理事会（Singapore Medical Council）登记记录。该理事会职权范围还包括对注册医师职业行为、职业道德的管理和规范。此外，还有多种专业机构，包括新加坡牙科协会（Singapore Dental Council）、新加坡护理委员会（Singapore Nursing Board）和新加坡药学委员会（Singapore Pharmacy Council），分别对专业医疗领域进行监管。

在提高医疗质量方面，新加坡实行全面的医疗服务质量管理，进行 JCI 认证、ISO 认证等。对各级医务人员都有水准要求，由医院年资医生、护士、行政人员组成质控委员会，总监任主席，下设急诊、药事、医院感染、护理、病房、道德等多个委员会；对各医疗项目有指标要求，比如：门诊预约时间最长不超过 5 天；候诊时间不得超过 30 分钟；急诊不超过 15 分钟；院内感染率为 0；3 天内再行手术算医疗问题；无菌手术切口感染要重新住院；病历书写完整；必须进行整体护理；患者跌倒算医疗差错；使用的药品是 WHO 所规定的药物；每个手术出院患者 1 周内由护士打电话了解康复情况；每年组织两次医疗质量评估会议，6 次质控示范会议。

四、可支付性：增长率与补偿机制

（一）医疗费用增长

2014 年，新加坡医疗总支出 192.03 亿新元，比 2013 年增长 12.16%，占 GDP 的比重为 4.92%，在当年 WHO 的世界各国排名中位列第 144 位。在医疗总支出中，2014 年，政府医疗支出 80.15 亿新元，比 2013 年增长 14.17%，占医疗总支出的比例为 41.74%；个人医疗支出 111.88 亿新元，比 2013 年增长 7.6%，占医疗总支出的比例为 58.26%，私人保险占个人医疗支出的比例为 3.19%。2006~2014 年，新加坡医疗总支出年均增长率为 3.64%，政府医疗支出年均增长率为 3.2%，个人医疗支出年均增长率为 3.1%（见表 7.11）。

表 7.11　　　　　　　　新加坡各项医疗费用增长情况

	2006 年	2007 年	2008 年	2009 年	2010 年	2011 年	2012 年	2013 年	2014 年
医疗总支出占 GDP 比重（%）	3.66	3.46	3.91	4.27	3.96	3.93	4.22	4.53	4.92
政府医疗支出占医疗总支出比重（%）	27.38	27.63	30.69	35.73	34.66	34.24	35.55	38.35	41.74
个人医疗支出占医疗总支出比重（%）	72.62	72.37	69.31	64.27	65.34	65.76	64.45	61.65	58.26
政府医疗支出占政府总支出比重（%）	7.86	7.86	8.57	10.20	9.75	10.02	11.10	12.69	14.15
个人医疗现金支出占医疗总支出比重（%）	68.90	68.29	65.49	60.50	61.13	61.32	60.10	57.93	54.83
个人医疗现金支出占私人医疗支出比重（%）	94.89	94.35	94.50	94.13	93.56	93.25	93.25	93.95	94.11
私人保险占个人医疗支出比重（%）	2.19	2.55	2.64	3.04	3.43	3.75	3.90	3.26	3.19
医疗总支出（百万新元）	8 585	9 381	10 639	11 959	12 753	13 620	15 301	17 121	19 203

续表

	2006 年	2007 年	2008 年	2009 年	2010 年	2011 年	2012 年	2013 年	2014 年
政府医疗支出（百万新元）	2 351	2 591	3 265	4 272	4 421	4 664	5 439	6 565	8 015
个人医疗支出（百万新元）	6 234	6 789	7 374	7 686	8 332	8 956	9 862	10 556	11 188

对比 GDP 增长率（见图 7.12），2011 年以后，医疗总支出增长率、政府医疗支出增长率和个人医疗支出增长率均高于 GDP 的增长速度，且个人医疗支出增长率在 2013 年后有明显加快趋势。

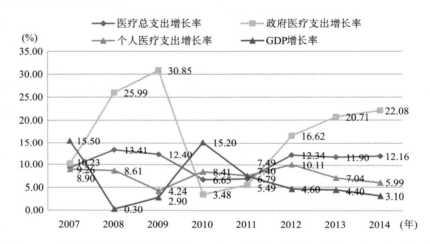

图 7.12　新加坡医疗总支出增长率、政府医疗支出增长率和个人医疗支出增长率

（二）"3Ms" 医疗系统的筹资机制及保障水平

1. 政府补贴

政府对公立医院、综合诊所和其他医疗机构提供直接补贴，用来报销一部分治疗病患的费用。补贴机制采用一揽子拨款和病例组合方式，约有 70 种病通过病例组合进行报销。每年 DRG 数据与事故、急诊和专科门诊的相关数据一起被收集。根据医疗机构的实际工作量，每 3 ~ 5 年对一揽子拨款进行评估。医院可以保留盈余，例如通过降低补贴病房成本获得的收益。政府补贴资金的总体分配情况大体为，综合性诊疗所占11%、急诊占 4%、专家门诊占 15%、日间手术占 6%、住院占 60%（见图 7.13）。

对公立医院病房的分类等级制度如下，公立医院病房分为 A、B1、B2 +、B2、C 五个等级，不同等级病房所享受的政府补贴和权利不同（见表 7.12）。A 级病房为单间，配有卫生间和空调等设施，入住患者可以选择私人医生，政府不补贴；C 级病房

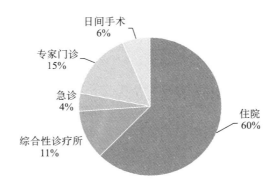

图 7.13 政府的财政补贴分配

为拥有 6 张以上床位的公共病房，公用卫生间，没有空调，诊治医生由医院指派，入住患者的住院费用、医药费和治疗费可以享受最高 80% 的政府补贴，而且外科手术费用和医师费也会有补贴。介于 A 和 C 级之间的 B 级病房，其设施水平和可选择的权利随补贴的增加而下降。B1 级病房拥有 3 ~ 4 张病床，享受 20% 的政府补贴；B2 + 级病房拥有 5 ~ 6 张病床，享受 50% 的政府补贴。B1 级和 B2 + 级病房有空调，B2 级和 C 级病房不设空调，想入住 C 级和 B2 级病房必须经过经济状况调查才能获得资格。

2009 年起，为了确保补贴提供给真正有需要的患者，开始对患者进行经济情况调查。对于住在 C 级和 B2 级病房中的从事经济活动的患者，在经他们同意的情况下，会通过中央公积金记录，对他们的收入水平进行调查。对于个体经营的患者，补贴水平会根据报税收入决定。无业患者的补贴水平，会根据其房产的年度价值决定。月收入超过 3 200 新元的患者，其可享受的补贴会开始减少。对于经济情况调查中最高收入水平群体，即月收入超过 5 200 新元的患者，如果选择 C 级病房，享受的补贴将会是账单的 65%（而不是最高的 80%），在 B2 级病房获得的补贴为账单的 50%，而不是 65%。政府补助以外的费用，按相应规定由患者动用保健储蓄、健保双全计划和保健基金支付。

表 7. 12   公立医院床位的政府补贴水平

等级	政府补贴水平（%）
A 级	0
B1 级	20
B2 + 级	50
B2 级	50 ~ 65
C 级	65 ~ 80

同时，政府向自愿福利组织提供资金援助，用于满足老年人的医疗服务需求。这

部分资金被作为社区医院、慢性病疾病医院、护理院、临终护理院、日间康复中心、家庭医药和康复服务中心的资本金和运作资金。

2. 保健储蓄计划

在保健储蓄计划下，公积金会员每月需把部分公积金存进保健储蓄账户，保健储蓄账户内的存款用于支付会员个人或直系家庭成员的医疗费用。缴纳的部分免收个人所得税，并带有一定利息。根据账户持有人年龄的不同，保健储蓄设有 6% ~ 8.5% 的不同缴纳率，同时每月缴纳的储蓄金额设有上限，以防高收入人群不至于缴纳过高金额（见表 7.13）。

年龄在 35 岁以下的会员，每月拨至保健储蓄账户的公积金等于其月薪的 6%，年龄在 35 ~ 44 岁和 45 岁以上者，这一比例分别提高至 7% 和 8%。55 岁以下的会员，保健储蓄存款上限是 43 500 新元，超过这一上限的存款将存入其公积金普通账户内。年满 55 岁的会员可提取公积金存款，但必须保留 38 500 新元在保健储蓄账户内。年收入超过 6 000 新元的自雇从业人员必须缴纳保健储蓄账户的储蓄金，所需缴纳的金额根据年收入最高值 7.2 万新元设定上限（新加坡卫生部，2002）。自 1998 年 1 月起，缴纳比例根据自雇从业人员的年龄而分不同的档次，类似于在职员工的缴纳比例，但他们需要自行支付雇主的缴纳部分。

表 7.13　　　　　　　　　　　保健储蓄的缴纳率

年龄	缴纳率	金额上限
35 岁以下	6%	390
35 ~ 45 岁	7%	450
45 ~ 60 岁	8%	510
60 岁以上	8.5%	540

保健储蓄用于支付公积金会员及其直系家属在当地的医疗费用，主要支付公立医院和获准私立医院的住院费和某些门诊费（如 B 型肝炎疫苗注射、透析肾治疗、放射治疗、化学治疗、艾滋病药物治疗、人工受孕及前三个孩子的分娩费等）。个人在使用保健储蓄支付医疗费时并不享有绝对的自由，病人在医院至少住院超过 8 小时，才能使用保健储蓄。保健储蓄在支付上也有严格的计划和上限，超过上限的部分，保健储蓄不予支付。2007 年 5 月后入院的病人每日最多可使用保健储蓄支付 450 新元的住院费用（2007 年 5 月前为 400 新元），这其中包括 50 新元的医生巡房费。保健储蓄为当日手术最多可支付 300 新元，其他手术则根据手术的复杂程度支付 150 ~ 5 000新元不等的手术费。

3. 健保双全计划

健保双全计划建立的原因是保健储蓄账户作为一项风险自留计划不能有效分散疾

病风险，大病支出可以轻易摧毁只有储蓄功能的保健储蓄账户，需要加入一个适当的保险计划分散风险。

政府大力鼓励人们参加健保双全计划，除非受保人自愿退出，所有保健储蓄账户者可自动加入健保双全计划，直至受保人75岁。2007年12月开始，所有的新生儿和永久居民被健保双全计划覆盖，2008年6月，扩展到在校学生。公积金会员最晚在75岁参保，制度为公积金会员和其家属提供保障到85岁。保费是以每个年龄组别的风险共担来计算，所以年长者保费较高。健保双全计划的保费可以由保健储蓄的存款支付。2011年，超过90%的新加坡人都参与了健保双全计划。保健保双全计划的保费如表7.14所示。

表7.14   健保双全计划的保费

年龄	年度保费（包括7%消费税）	年龄	年度保费（包括7%消费税）
30岁及以下	30新元	71~73岁	335新元
31~40岁	40新元	74~75岁	375新元
41~50岁	80新元	76~78*岁	420新元
51~60岁	160新元	79~80*岁	510新元
61~65岁	225新元	81~83*岁	500新元
66~70岁	265新元	84~85*岁	705新元

注：数据来源于新加坡卫生部，*指仅限于续保。

4. 保健基金

保健基金的应用对象是没有参加保健储蓄和健保双全计划的贫困人群及因个人承担医疗费太多而影响基本生活的人，如在保健储蓄、健保双全计划的保障下仍不能支付医疗费用的人。援助主要通过公立医院直接给救助对象提供医疗服务，除此之外，政府也购买私人医疗服务提供给救助对象。每个医院设立由政府委任的保健基金委员会（Hospital Medifund Committee），决定哪些人有资格获得资助及资助的金额，至今申请通过率为99.6%，但个案资助金额多有削减。

保健基金的资金来源由政府根据财政收入和国家经济状况不定期从财政预算中拨款，每年投入1亿~2亿新元。政府把捐赠基金的利息作为补偿对象的医疗费用分配给公立医院，这也是新加坡医疗救助资金的主要来源，同时也把社会募捐作为医疗救助资金的一项来源。保健基金将患者的门诊与住院救助纳入支付范围，而且将门诊作为重要的救助项目。

5. 乐龄健保计划

针对生活不能自理且需要长期护理人群的乐龄健保计划为该群体提供每月一次的

现金支付，以补贴长期护理人群的现金支出。所有公民和永久居民40岁时自动进入计划，保费可由保健储蓄账户支付，若会员的保健储蓄账户金额不足，可使用配偶、子女、孙子女的账户支付，也可个人现金缴纳。保费根据公积金会员加入计划的年龄确定。现有两种给付机制：一是2002年9月开始，每月提供300新元，最高提供60个月的乐龄健保3 000计划；二是2007年开始，每月提供400新元，最高提供72个月的乐龄健保4 000计划。2007年，补充乐龄健保计划被引入，参保人可以通过保健储蓄账户购买该计划获得更高的费用给付，缴费额为每年600新元。乐龄健保计划由卫生部指定的三家保险机构提供。

（三）个人医疗支出负担

在医药费用支付结构中，政府支出相当于医疗总支出的25%，企业支出占36%，剩下39%为个人支出（见图7.14）。

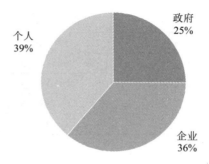

图7.14 新加坡政府、企业、个人医药费用支付比例

从医疗支出占个人工资比重这个指标来看个人的医疗费用负担，按工资收入将新加坡公民分成五个层级，即工资收入最高20%、工资收入60%～80%、工资收入40%～60%、工资收入20%～40%、工资收入最低20%等人群（见图7.15），2002年、2007年和2012年，连续十几年，各收入阶层每月医疗支出占工资总额的比重较为稳定且相差不大，基本维持在5%左右。以2012年为例，高收入阶层的医疗支出比重为4.1%，中间三个收入阶层的医疗支出比重为4.8%，低收入阶层的医疗支出比重为5.7%。和2007年相比，各阶层医疗支出占工资总额的比重在下降，且新加坡能将低收入人群医疗支出比重控制在5%左右，也可以看到，自储公助体制具有一定的制度优越性。

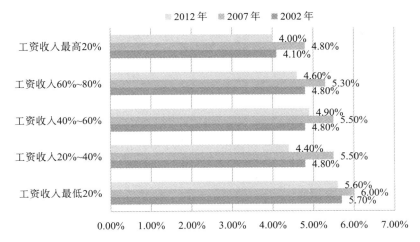

图 7.15 不同收入阶层每月医疗支出占工资总额比重

资料来源：新加坡卫生部，https://www.moh.gov.sg/content/moh_web/home.html。

本章小结

本章坚持 WHO 的"铁三角"定理，介绍了不同医疗保障模式国家的医疗体制改革国际案例，为分析我国医疗体制改革与商业健康保险的发展问题提供了国际经验借鉴。主要为读者呈现了以下内容：

第一，介绍了英国免费型医疗的体制机制，包括其医疗保障制度的改革历程、医疗资源的配置状态、医疗服务的评价标准与监督机制、医疗费用的增长与补偿机制；

第二，介绍了美国商业保险合格计划的体制机制，包括其医疗保障体系、医疗资源的配置状态、医疗服务的评价标准和监管机制、医疗费用的增长与补偿机制；

第三，介绍了德国社会医疗保险的体制机制，包括其医疗保障制度的改革历程、医疗资源的配置状态、医疗服务的评价方法、医疗费用的增长与补偿机制；

第四，介绍了新加坡自储公助医疗储蓄的体制机制，包括其医疗保障制度的改革历程和医院体制、医疗资源的配置状态、医疗服务的评价标准与监管机制、医疗费用的增长与补偿机制。

思考题

1. 了解英国国民健康服务体系（NHS）的管理体制及运行机制，从可及性、安全性和可支付性的视角论述英国免费型医疗的制度保障优势及不足。

2. 简述美国商业保险合格计划的主要内容及运行机制，论述商业健康保险提供医疗服务的优势与付费机制。

3. 了解德国国家主义法定医疗保险制度（SHI）的制度改革历程，阐述德国商业保险的服务范围及对我国商业健康保险发展的启示。

4. 简述新加坡"3Ms"的医保体制，论述商业健康保险对接社会医疗保险的发展空间。

专业术语

1. 国民健康服务体系（National Health Service，NHS）：又称英国国民医疗服务体系，1948 年 7 月 5 日英国正式实施《国民医疗服务法案》，建立了 NHS。NHS 的筹资来源于国家税收，由卫生部监管，为居住在英国的居民提供由生到死的免费医疗服务，包括初级保健、住院服务、长期医疗、眼科和牙科。NHS 体系最主要的职能是实现医疗服务的可及性，其为英国国民提供医疗服务的基本理念是：全民享有、优质医疗及按需要获得服务。居民是否获得医疗服务只取决于"需要"，而非是否有支付能力。

2. 贝弗里奇报告（Beveridge Report）：1942 年，作为福利国家理论建构者之一的经济学家威廉·贝弗里奇发表《社会保险报告书》（即称《贝弗里奇报告》），提出建立"社会权利"制度，包括失业及无生活能力之公民权、退休金、教育及健康保障等理念。《贝弗里奇报告》是社会保障发展史上具有划时代意义的著作，视为福利国家的奠基石和现代社会保障制度建设的里程碑。该报告提出了社会保障应遵循以下四个基本原则：一是普遍性原则，即社会保障应该满足全体居民不同的社会保障需求；二是保障基本生活原则，即社会保障只能确保每一个公民最基本的生活需求；三是统一原则，即社会保险的缴费标准、待遇支付和行政管理必须统一；四是权利和义务对等原则，即享受社会保障必须以劳动和缴纳保险费为条件。1944 年，英国政府发布了社会保险白皮书，基本接受了《贝弗里奇报告》的建议，并制定了国民保险法、国民卫生保健服务法、家庭津贴法、国民救济法等一系列法律。

3. 医疗保险信托基金（Medicare Trust Fund）：指基于信任关系，通过契约或公司形式，将参保人的医疗保险保费或税金集中起来，形成一定规模的医疗信托资产，并交由特定机构管理，参保人与信托机构共同承担风险，将基金用于参保人医疗保健服务目的的制度。

4. 全科医生（General Practitioner）：又称家庭医师或者家庭医生，是健康管理服务的主要提供者。全科医生具有独特的态度、技能和知识，使其具有资格向家庭的每个成员提供连续性和综合性的医疗照顾、健康维持和预防服务。

5. 初级保健服务（Primary Health Care Services）：初级卫生保健是世界卫生组织于 1978 年 9 月在苏联的阿拉木图召开的国际初级卫生保健大会上提出的概念。其定义为：依靠切实可行、学术上可靠又受社会欢迎的方法和技术，通过社区的个人和家庭的积极参与普遍能享受的，并在本着自力更生及自决精神在发展的各个时期群众及国家能够负担得起的一种基本的卫生保健。初级保健服务包括健康促进、预防保健、合理治疗和社区康复等四个方面。

6. 合格计划（Qualified Plan）：指政府与商业机构联合举办的福利计划，政府将依法规定该计划的覆盖范围、给付原则、管理成本等，商业机构为此享有减免税待遇和准公共项目的发动效果，大大降低展业费用等成本，让利于参保人。

7. 老遗残医疗照顾计划（Medicare）：是美国联邦政府于 1966 年 7 月 1 日起实施的，为年满 65 岁或以上的老年人，不足 65 岁但有长期残障的人士或永久性肾脏衰竭患者提供的政府医疗保险制度。该项目由联邦政府管理，在各州实行统一政策。该计划包括四个部分：第一部分是住院保险，为受益人支付大部分的住院费用，但病人需要自付一部分费用，住院保险也包括病人出院后的专业护理康复治疗的费用；第二部分是补充医疗保险，为受益人支付 80% 在医生诊所治疗的费用；第三部分是医疗保险优惠计划，是经过政府特许的保险公司为联邦医保受益人设计的一些额外医疗服务保险；第四部分是处方药物计划，是政府补贴的药物福利计划，参加此计划的受益人需支付额外的保险费，可以低价购买处方药。

8. 医疗补助计划（Medicaid）：指由美国联邦政府和州政府合作，为低收入者提供的医疗保险制度，主要由州政府出资，联邦政府通过联邦医保和医助服务中心提供部分资金。在联邦政府指导下，各州政府制订本州的医疗补助保险计划并具体实施，包括由州政府设定贫困线和资产标准来确定申请人的资格、保险涵盖的医疗服务范围、医疗费用报销水平等。州政府每年审核参保人的收入和资产状况，以确定是否保留或取消其投保资格。

9. 管理式医疗（Managed Care）：即有管理的医疗服务，指由医患双方、第三方乃至涉及全部利益相关人的多方主体介入的良好治理结构和运行机制。如美国政府发动的"全美互动式医疗保健"计划，是管理式医疗思想和实践在美国的继续和延伸。

10. 法定医疗保险制度（Statutory Health Insurance，SHI）：指德国的社会医疗保障制度。1883 年，俾斯麦政府颁布《医疗保险法》，建立了国家主义法定医疗保险制度，这是世界上的第一部社会保险法，标志着德国社会医疗保障制度的诞生。1885年德国医疗保险法正式生效，蓝领工人必须购买该保险，随后该强制性社会医疗保险制度覆盖了德国绝大部分人口。

11. 资源消耗的相对价值付费法（Resource Based Relative Value Scale，RBRVS）：是指以资源消耗为基础，以相对价值为尺度，用以支付医师劳务费用的方法，主要根据医师在提供医疗服务过程中所消耗的资源成本来客观地测定其费用。测定主要集中在三个方面：一是医师的总工作量（TW），包括工作时间和劳动强度（劳动强度包括三个不同层次：脑力消耗及临床判断、技术技能及体力消耗、承担风险的压力）；二是开业成本（PC），包括医师的医疗事故责任保险；三是分期偿还医师所受专业培训的机会成本（AST）。以上三方面要素组合构成了医疗服务的资源消耗的相对价值。

12. 保健储蓄计划（Medisave）：1984 年，新加坡在中央公积金基础上，启动了医疗保险个人账户计划。政府强制规定雇主和雇员将 40% 的工资总额存入一个带利息的个人账户，个人账户中设立一个医疗账户，用于个人看病的医疗费用支出，即保健储蓄计划。

13. 健保双全计划（Medishield）：为了解决国民昂贵治疗、大病医疗和长期慢性病治疗问题，新加坡政府于 1990 年推出健保双全计划，该计划是一种社会统筹的大病医疗保险制度，专门帮助新加坡公民支付重病或长期慢性疾病的医药开销，自动覆盖全体国民，除非个人要求退出，目前 90% 的个人参保，由政府指定的商业保险公司承办。

14. 保健基金计划（Medifund）：1990 年，为了使无医疗费用支付能力的国民看得起病，新加坡政府设立捐赠基金，成立保健基金委员会，初始基金为 2 亿新元，2014 年基金达到 40 亿新元的规模，政府会不定时为基金提供拨款，持续不断地帮助看不起病的穷人，这项为穷人设立的医疗救助基金，被称为保健基金计划。

后　记

　　中国正在进入深度老龄社会，健康管理与健康大数据快速增长，这将引起医疗行为和医疗体制的改变。2014 年以后，中国实现了医疗保险全覆盖的目标，医疗保险引入了智能审核与监督机制，突破了信息不对称的障碍，继而基于社会契约的病组点数法的定价和支付方式改革在部分地区取得了成功，在医保统筹地区，按照医疗服务的质量，依据随机均值实行同城同病同价，医疗保险从"管基金"进入"建机制"的发展阶段。综上所述，发展健康保险的社会背景正在改变，要求健康保险更新理念，创新发展模式，实现传统健康保险的升级，增加健康管理服务项目，找到与政府合作共同打造多层次医疗保障体系合格计划的现实路径，在促进社会健康管理和健康产业发展的同时，打开健康保险健康发展的新局面。

　　我们很荣幸于 2016 年 8 月承担了中国人民健康保险股份有限公司"健康保险与医疗体制改革"这一探索性项目，立即组织研究团队，成立了项目小组，基于前期的研究成果，针对核心问题深入讨论，并开展地方合作、调研与评估，从健康管理、医疗体制、医保政策、社会治理、医疗大数据到健康保险开展了大量的研究工作。本项目是一个跨学科的研究，必然存在思维模式、知识结构的突破，没有比较扎实的研究基础、创新精神和实证研究，很难完成这样具有挑战性的研究。感谢团队同仁的努力，包括政府部门、专业公司、保险公司和相关院校的合作伙伴，使本书能够顺利撰写完成。希望我们的抛砖引玉能够得到读者批评指正的机会，并在今后的探索过程中再版，以为中国健康保险与医疗改革略尽绵薄之力。

　　本书的出版，得到了中国人民健康保险股份有限公司、清华大学医院管理研究院和公共管理学院、浙江省金华市医保局等单位的大力支持，也由衷地感谢钱庆文教授、刘方涛博士等专家的智力支持。中国人民健康保险股份有限公司党委书记、总裁宋福兴，公司首席健康管理运营官陈龙清博士，公司教育培训部处长范娟娟博士，感恩他们在百忙之中提供的专业指导和热心帮助！

杨燕绥　廖藏宜
2018 年 3 月 20 日于北京

跋

　　"完善国民健康政策，为人民群众提供全方位全周期健康服务"，这是中国共产党十九大对全国人民作出的深入民心的伟大承诺，是进一步实施健康中国、惠及万民的伟大战略。

　　中国共产党已经将保障人民健康当作了党和国家的一项重要工作，把为人民健康服务提升到了一个前所未有的高度。健康保险作为国家健康服务产业中的关键一环，在提升国民整体健康水平与健康保障方面，都面临着前所未有的发展机遇与空间，无论是现在还是将来，都会发挥着越来越重要的作用。

　　人食五谷，焉得无病？人的一生，总是在健康与不健康状态之间徘徊，但福寿安康是人们亘古通今的幸福期许。随着我国迈进上中等收入国家行列，人们对健康生活愈加渴望，对健康保障和健康服务的需求愈加多样，也自然会进一步提高对商业健康保险服务的要求。

　　已经成立十余年的我国首家专业健康保险公司——中国人民健康保险股份有限公司，以"让每一位中国人的健康更有保障、生活更加美好、生命更有尊严"为其崇高的使命，以"人民保险，服务人民"为其矢志不渝的追求，在"健康中国"建设的征程中，肩负着服务"国家治理体系和治理能力现代化"这一历史角色的重担，在建设"政府信任、人民满意的中国健康保险第一品牌"的道路上走出了成效。在近五年来，人保健康构建了清晰的发展模式；实现了多元化销售渠道建设和业务转型；达到了服务能力的明显提升；成为国家医疗保障体制改革的积极参与者和重要推动力量。在实现两个一百年奋斗目标和中华民族伟大复兴中国梦的文化大背景下，人保健康将继续把握战略机遇，牢记时代赋予健康保险的重要使命，致力于打造成服务"健康中国"建设的领军企业，成为国际一流的健康保险供应商。

　　党的十九大报告提出要"加强应用基础研究"，要"建立以企业为主体、市场为导向、产学研深度融合的技术创新体系"。人保健康理应责无旁贷地承担起健康保险综合研究这一具有里程碑意义的开创性工作，因此，公司决定协调和组织一批知名专家学者，立足国内实际，借鉴国际经验，编著一套具有中国特色的《健康保险系列丛书》，系统梳理健康保险的基础理论和经营实践，初步构建相对系统、科学、完整的健康保险理论体系，为培养健康保险行业高水平人才奠定坚实的基础。

《健康保险系列丛书》项目由人保健康党委书记、总裁宋福兴同志亲自挂帅，组建了以公司高管为成员的高规格编委会，邀请保险、财税、公共管理、社会保障、医疗卫生领域近40位著名专家，共同编著。

为确保专业性和权威性，丛书编委会多次召开由多位专家学者参加的专题研讨会。整体来看，丛书既考虑了健康保险的既往经验、现实状况和未来发展趋势，体系上比较完善；同时又对健康保险的相关领域作了探索研究，拓宽了研究范围。从功能定位看，丛书体现了理论与实践并重的编写特色：既要有理论高度，具有一定的前瞻性，达到高等教育教材的编写水平；同时要有实效性，能满足专业健康保险公司经营发展中的现实需求。专家们认为，丛书对把握健康保险经营规律以及行业的可持续发展具有重大意义，充分体现了中国人保一贯以社会责任为己任的优良传统，利于当代、功在千秋。

在丛书的编著工作中，专家学者们都全情投入，科学严谨地为编著工作贡献着智慧。马海涛教授、王欢教授、王国军教授、王绪瑾教授、王稳教授、朱铭来教授、孙祁祥教授、李晓林教授、杨燕绥教授、张晓教授、卓志教授、赵尚梅教授、郝演苏教授、辛丹博士等专家学者负责各分册编著工作，李保仁教授、魏华林教授、庹国柱教授、李玲教授、孙洁教授、郑伟教授、于保荣教授、余晖教授、朱恒鹏教授、朱俊生教授、董朝晖博士等专家学者给予丛书编写许多指导和帮助，在此一并表示最衷心的感谢！

本丛书是对健康保险经营实践经验的阶段性总结和思考。但由于编写时间紧，难免有疏漏之处。而且随着健康保险专业化经营不断深化，还会有很多需要改进的地方。我们希望本丛书能构建起健康保险行业的理论体系与研究架构，对引领健康保险规范、良性和可持续发展起到积极作用。我们也希望借助本丛书，能培养出一批高素质的干部员工队伍，为"健康中国"的建设添砖加瓦，为实现两个一百年奋斗目标和中华民族伟大复兴中国梦贡献力量。